U0127890

针 药

三 焦

——三焦调气治疗内外症

王丽平 著

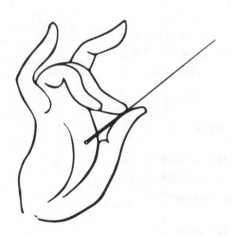

全国百佳图书出版单位

中国中医药出版社

·北 京·

图书在版编目（CIP）数据

针药三焦：三焦调气治疗内外症 / 王丽平著 . --
北京：中国中医药出版社，2024.1
（北京针灸英才丛书）
ISBN 978-7-5132-8565-0

Ⅰ．①针… Ⅱ．①王… Ⅲ．①三焦辨证②针灸疗法
Ⅳ．① R241.8 ② R245

中国国家版本馆 CIP 数据核字 (2023) 第 227093 号

中国中医药出版社出版

北京经济技术开发区科创十三街 31 号院二区 8 号楼
邮政编码　100176
传真　010-64405721
河北联合印务有限公司印刷
各地新华书店经销

开本 710×1000　1/16　印张 12　彩插 0.25　字数 187 千字
2024 年 1 月第 1 版　2024 年 1 月第 1 次印刷
书号　ISBN 978 – 7 – 5132 – 8565 – 0

定价　48.00 元
网址　www.cptcm.com

服 务 热 线　010-64405510
购 书 热 线　010-89535836
维 权 打 假　010-64405753

微信服务号　zgzyycbs
微商城网址　https://kdt.im/LIdUGr
官 方 微 博　http://e.weibo.com/cptcm
天猫旗舰店网址　https://zgzyycbs.tmall.com

如有印装质量问题请与本社出版部联系（010-64405510）

《北京针灸英才丛书》编委会

丛书序言

有着 800 年建都历史的北京，以其特殊的历史地位和厚重的文化积淀造就了众多针灸名家。王乐亭、胡荫培、高凤桐、叶清心、杨甲三、程莘农、贺普仁、田从豁……这些德高望重的前辈，成为北京近现代针灸学术的代表人物，他们的学术思想和精湛医术推动了北京地区针灸事业的发展，在北京地区针灸史上留下了浓墨重彩的一笔。随着老一辈针灸人的逝去，北京针灸界能否延续昔日的辉煌，针灸疗法能否在现代科技日新月异、医疗方法不断推陈出新的形势下继续保持自己的优势，占据新的制高点，成为摆在北京针灸界面前的一道必答题。

可喜的是，在北京针灸学会的大旗下，聚集着一批意志坚定、目标明确、胸怀大志、勇于创新的中坚力量，他们学历高、有传承、懂科研、善临床，怀承上启下之使命，持一丝不苟之态度，秉敢打硬仗之作风，肩负着医疗、科研、教学及管理的多重任务，在继承创新、开拓进取的考试中交出了一份份较为满意的答卷。他们是首都针灸界新的中流砥柱，是北京针灸学术发展的推动力量。近年来，北京针灸学会在继承创新上做了大量的工作，继组织编写了总结老一辈针灸人的学术思想和临床经验的《北京针灸名家丛书》之后，又组织编写介绍北京针灸中坚力量的《北京针灸英才丛书》，通过这些杰出英才的成才历程、学术思想、临证心得及诊疗经验，可以窥见他们的德、道、法、术、技之一斑，对于针灸人才的培养、针灸队伍的建设起到了引领示范作用，同时也可向全国针灸同人展示北京针灸界的学术水平和人才现状，令人欣慰。

本套丛书的每一册都独具特色，说明各位作者不仅有扎实的理论基础，还有着独特的学术风格，这也反映出北京针灸学术的海纳百川、包容并蓄和推陈出新。希望在本套丛书的引领启发下，北京针灸界涌现出更多的"英才""优才"，这对于北京针灸界乃至整个中医界都是一件大好事，对于中医药更好地为广大人民群众的健康服务，为社会主义建设服务，对于早日建成小康社会大有裨益。

北京市中医管理局局长
北京中医药学会会长
2023 年 6 月 13 日

丛书前言

2010年，北京针灸学会的针灸名家学术经验继承工作委员会成立了《北京针灸名家丛书》编委会，旨在通过发掘整理老一代针灸名家的学术思想和临床技艺，展示他们的学术价值和影响力，从而推动北京地区乃至全国针灸学术的发展。经过多年的努力，这套丛书已经出版了近20册，取得了良好的社会效益。

鉴于该套丛书的成功，2019年9月，北京针灸学会和中国中医药出版社准备合作再推出一套《北京针灸英才丛书》。策划这套丛书立足于展示北京针灸界中坚力量的临证精华，以反映当今北京针灸的发展现状，推动北京针灸学术水平的提高和针灸事业的发展，并与《北京针灸名家丛书》形成前后呼应，以反映北京针灸临床的传承创新。本套丛书既是个人学术水平和临床诊疗能力的体现，也具有一定的示范引领作用。

与《北京针灸名家丛书》相比，本套丛书有如下特点：第一，本套丛书各分册均由医家本人亲自撰写，这些医家都是其所在单位的学术带头人或医疗骨干，且均为研究生导师，具有较高的理论水平和写作能力，能全面准确地阐述自己的学术观点和临床思路。第二，本套丛书的医家不仅具备较为扎实的传统医学功底，还具有一定的西医学理论知识，掌握一定的现代科技手段，因此本丛书的内容包含大量体现西医学知识和技术的创新观点及技术，更能体现时代特点。第三，由于本丛书医家大都学有师承，许多人是针灸名家的弟子，因此具有承上启下的优势。这使得本丛书不仅能够反映老一辈针灸名家的学术思想，而且有作者自己的心得体会，这对于北京针灸学术的传承和发展大有裨益。

北京的针灸事业不断发展，人才队伍不断壮大，俊才翘楚不断涌现，这也注定了本套丛书的编写非一日之力。我们在北京针灸学会的领导下，本着认真负责的态度，为入选的每位医家做好服务，保证将他们的学术思想和临床经验全面详细地展示出来，为北京针灸的发展贡献一份力量。

丛书编委会

2023 年 2 月 16 日

许 序

中医学的历史源远流长，无数医者、前贤探天人之道，穷古今之变，践敬业之行，昌明医理医法，传承中医药之精粹。针与药都是建立于中医学基本理论基础之上，是传统医学宝库中不可或缺的重要组成部分。针药并用的理论核心是辨证论治，二者之间有机结合可发挥相须互补之优势。

王丽平出身耕读之家，曾随余诊疾问病。其以"为天地立心，为生民立命"为己任，专注临床，博采众长，颖而好学，在苦修针灸技法之余，仍不忘潜心学习中医中药。她认真观察，反复思考，勤于临证，融会于心，然后执笔而就，将心得感悟记录笔端，字里行间透露出质朴与真诚，处处自然，不事造作。

古人有云："纸上得来终觉浅，绝知此事要躬行。"唯愿观此书者展卷有所见，掩卷有所思。余观其文雅俗共赏，故欣然命笔而为之序。

许彭龄于京中寓所

2023 年元月

薄　序

　　名老中医的实践经验乃中医学术精华之所在。吾与王丽平教授相识于腹针研习班，彼时其已为北京中医药大学附属护国寺中医医院针灸科主任，但仍广访杏林贤达，细心体会研习名家学说，总结实践各种疗法之特点。跟师学习过程中，她勤学好问，常与吾探讨腹针的理论与应用，因其具有丰富的临床经验，在很多方面亦予余启发与帮助。

　　本书道尽王丽平教授40余年的临床经验与心得，其提出的三焦理论体系，为后学理清了脉络，在这个体系下，医者不仅可用针灸，亦可使用中药，针药并用，互补互助。三焦理论体系一直以来是诸多医家争论的一个问题，而王丽平教授独出心裁，提出以脾胃为中心的气机升降模型，以及以脐为中心的腹部三焦系统，对临床具有很大的指导作用。

　　桃李不言，下自成蹊。王丽平教授为人谦诚，敏于行而慎于言，在其修学、修行之路上始终用行动践行"读经典，拜名师，做临床，勇创新"，感慨之余以数语为序。

薄智云谨识

2023年冬月

目　录

第一章　医家小传

一、家风严谨，立人立德 …………………………………… 003

二、学有小成，初出茅庐 …………………………………… 005

三、专注临床，博采众长 …………………………………… 010

四、奉师证道，后天为本 …………………………………… 016

五、授业解惑，传承特色 …………………………………… 019

第二章　三焦探幽

一、天人相应与三焦 ………………………………………… 023

（一）天人相应 ………………………………………… 023

（二）天地犹橐籥 ……………………………………… 023

（三）三焦如橐籥 ……………………………………… 025

（四）三焦的气化 ……………………………………… 027

二、气机升降与三焦气化 …………………………………… 030

（一）升降出入的理论渊源 …………………………… 031

（二）升降出入的核心在脾胃 ………………………… 032

（三）升降出入的切点在木金 ………………………… 034

（四）升降出入的通道在三焦 ………………………… 036

三、三焦观"象" ……………………………………………… 038

（一）全息的三焦 ……………………………………… 038

I

（二）如何观象辨三焦 …………………………………………… 039

（三）辨舌 ………………………………………………………… 040

（四）辨脉 ………………………………………………………… 045

（五）腹部诊察 …………………………………………………… 051

四、遣方用药理三焦 ………………………………………………… 057

（一）阴阳和化 …………………………………………………… 057

（二）升清降浊 …………………………………………………… 058

（三）辛开苦降 …………………………………………………… 060

五、调理三焦疗顽疾 ………………………………………………… 066

（一）宣上焦治湿疹 ……………………………………………… 066

（二）通下焦治中风 ……………………………………………… 067

（三）温下焦疗鼻炎 ……………………………………………… 068

（四）调中下焦治面抽 …………………………………………… 069

第三章　针法心得

一、腹针疗法 ………………………………………………………… 073

（一）腹针疗法经典处方解析 …………………………………… 073

（二）腹针疗法中的"刺至病所" ……………………………… 076

二、腕踝针 …………………………………………………………… 081

（一）腕踝针与六经 ……………………………………………… 081

（二）腕踝针治疗选穴 …………………………………………… 086

（三）腕踝针操作方法 …………………………………………… 087

（四）小结 ………………………………………………………… 089

三、头部腧穴与头针疗法 …………………………………………… 089

（一）头部腧穴定位 ……………………………………………… 090

（二）头部常用腧穴 ……………………………………………… 094

（三）头针疗法的穴线定位及功能 ……………………………… 100

（四）头部腧穴与头针的针刺手法 ……………………………… 105

（五）头部腧穴与头针的临床应用特点 …………………………… 106

四、特殊刺法 ……………………………………………………………… 108

（一）膀胱经督脉叩刺法 …………………………………………… 108

（二）眼周毛刺法 …………………………………………………… 108

（三）后顶搓针导气法 ……………………………………………… 109

（四）透穴刺法 ……………………………………………………… 109

（五）调神四穴 ……………………………………………………… 111

五、常用对穴举隅 ………………………………………………………… 112

六、针具浅析 ……………………………………………………………… 116

第四章　治验精析

一、治疗总论 ……………………………………………………………… 121

二、专病论治 ……………………………………………………………… 122

（一）中风 …………………………………………………………… 122

（二）眩晕 …………………………………………………………… 129

（三）耳鸣 …………………………………………………………… 134

（四）面肌痉挛 ……………………………………………………… 141

附　梅杰（Meige）综合征 …………………………………… 144

（五）肩痹 …………………………………………………………… 147

（六）过敏性鼻炎 …………………………………………………… 154

（七）消渴病 ………………………………………………………… 159

（八）胃痞 …………………………………………………………… 163

（九）原发性痛经 …………………………………………………… 168

（十）湿疹 …………………………………………………………… 172

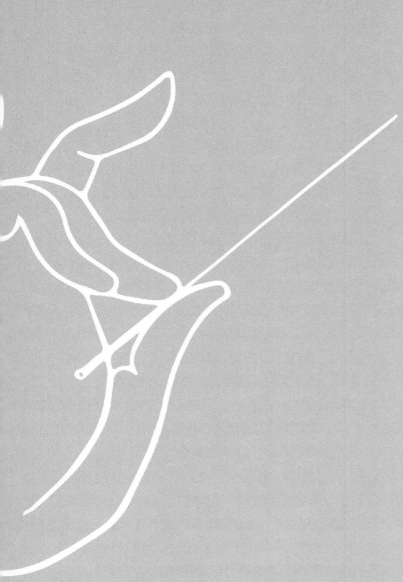

第一章

医家小传

一、家风严谨，立人立德

古人云："道德传家，十代以上；耕读传家次之；诗书传家又次之；富贵传家，不过三代。"家族是一个人生活的第一空间，家庭是一个人成长的第一学校，家长是一个人品行的第一位老师，家风是一个人启蒙的第一所修炼场。这种无言的教育，是最直接、最有力量的教育，在家庭成员中可以找到家风的烙印。

我出生在一个知识分子家庭。大家眼中的知识分子家庭，父母一定是出身于书香门第，或毕业于国内知名学府、世界名校。而我的父亲却不是，他出身于农民家庭，只有初中学历，但是他具有雄厚的知识底蕴，有丰富的生活阅历。而这些知识的积累，都是父亲通过自学而获得的。直至2019年，年事已高的父亲，还能将《长恨歌》全部诵读出来。由此可见，他所涉略的知识的广度，令我叹为观止。所以说我出生在一个知识分子的家庭并不为过。

我的祖籍在江苏江阴，是一个有着深厚历史文化积淀的城市。1914年10月，父亲王永明出生在江阴长泾镇南山头村。江南烟雨，书卷飘香，祖上虽然不是大富大贵，但一直受江南墨风的影响，恪守着传统的耕读文化，要求子孙们"博闻多识，立人立德"。父亲虽出身贫寒，但自幼聪颖好学，从没有因路远而辍学，从没有因灶台晦暗而终止读书。不论是唐诗宋词，还是世界名著，抑或是《圣经》中优美的词句，父亲都能倒背如流。由于学业优秀，父亲被选送无锡省立中学就读。1932年2月以第一名的成绩考入位于上海的中国保险公司。从此，父亲为祖国的保险事业，奉献了一生。翻开中国的保险史，20世纪50年代我国的第一笔涉外保险赔款、60年代我国保险业在国际上逐步提高的知名度、70年代中央财经学院第一届的保险研究生导师、80年代引进具有国际权威性的保险教材、90年代制定的中国《保险法》，这一切，他都留下了深深的足迹。父亲成为享受国务院特殊津贴的第一批保险专家，并被授予中国金融学科终身成就奖。

因为深知旧社会的贫穷与落后以及生活学业的不易，中华人民共和国成立后，父亲热爱自己的事业，在自己的岗位上默默耕耘着，尽职尽责，从不计较个人得失。从小父亲对我们的学习与德行要求就十分严格，身教重于言教，他对我们总是循循善诱，从不体罚，时时告诫我们"为天地立心，为生民立命"的道理。虽然不能经常陪伴在我们几个子女身边，但工作再忙也会时刻叮嘱我们多读书，多学习课外知识，懂得更多的道理。

在我的记忆中有两件事对我触动很大。第一件事是父亲教我读书。在我们成长的那个年代，小学没有外语课，主课就是语文和数学，而我又偏爱数学，语文则偏于写与背，不重视朗读。有一次父亲拿回一本诗歌小册子，让我即兴朗读，我念得磕磕巴巴，没有抑扬顿挫。此时父亲告诫我，不论是汉语还是外语，都应该具备听、说、读、写的能力，少了哪一样都学不好。会听能写，光说不会读，你就体会不到诗词中内在的含义。著名诗人之所以通过诗歌抒发个人的情感，其中就有很深的寓意在里面，当你大声朗读一下，特别是在你熟读了诗歌之后，朗朗上口，就会有另一番世界展现在你面前。在父亲的引导之下，我逐渐喜欢上了朗读，更加深刻地理解了读书的含义，从而也更加深刻体会到如何去学好一门学问。

第二件事是父亲教我学游泳。父亲出生在江南水乡，有很好的水性，能在水上漂浮一动不动一两个小时。我的游泳是父亲在八一湖里教会的，从学会憋气，到协调地划动肢体，父亲一遍一遍地教，我学得也算快，就是游不远。总是不能跟哥哥姐姐们游到湖中心。记得有一次，父亲说要带我游到湖对岸，我说我连湖中心都到不了，别说游到湖对岸了。父亲说我跟着你，没有问题。就这样，只要我一说不行了，父亲就一边托我一把，一边说，坚持一下，就这样在父亲的呵护与鼓励中，我居然坚持游到了湖对岸。通过这次的游泳实践，使我体会到，不论是学习还是工作，都会遇到瓶颈，成功与否有些时候就在于我们再坚持一下的努力之中。重要的不是成功，而是奋斗的历程。

在父亲潜移默化的影响下，虽然我对"立心、立命"的大道理依然懵懂，但从小就知道爱祖国、爱学习，有很强的求知欲，不仅学好课本知识，还喜欢参加各种课外活动，学习更多的课外知识，丰富自己的知识面，从来不读死书，思想比较活跃。

父亲曾被下放到河南干校，由于他生长在农村，自幼便跟随父辈学习稼穑，虽非"天将降大任于斯人"者，但却有过"苦其心智，劳其筋骨，饿其体肤，空乏其身"的经历。正因有此经历，他们对社会、人生的认识都带着那一代人的特殊烙印。那时学校停课搞运动，我的学业受到很大影响，后来虽然复课了，但在当时那样的社会环境下，大家都无心学习。而不管什么情况，父亲始终要求我去学习学校里学不到的东西，让我读名著，自学自然科学知识（《十万个为什么》）等，扩展自己的知识面。父亲还要求我坚持定期给他写信，汇报自己的生活以及学习情况，用这种特殊年代的特殊方式提高我这仅有小学五年级文化水平的写作能力。他通过一封封家信鼓励我要自强自立，告诫我如何适应环境，有意识地让我参与一些社会活动，去帮助更多的人，体现自我价值，让自己成为一名对社会有用的人。同时还与我交流他在干校喂猪的许多趣事，比如如何提高出栏率、如何让大家吃得喜笑颜开。父亲的教育与开导使我感悟到：苦难不一定能促使人奋发有为，但经历过苦难的人，就像经过长期超强度训练的运动员，对劳苦有过人的承受能力。我开始懂得如何去适应环境，如何去安排自己的生活，学会在工作中增长自己的知识与能力，把耽误的学习给追回来。

二、学有小成，初出茅庐

1976 年，一次非常偶然的机会，由于在工作中优异的表现，我被单位推荐去北京第二医学院（首都医科大学的前身）中医系学习。听到这个消息，我非常兴奋，受父亲"立德、立人"的思想影响，我一定要抓住这个学习的机会，报效祖国，体现人生价值。虽然当时对中医还没有一丝一毫的概念和了解，但是从学习上总归有了前进的方向。1976 年 10 月入学，1980 年 5 月毕业，整整学习了三年多。在这三年多的时间里，我开始接触阴阳五行、辨证论治等中医基础理论，学会用哲学对立统一的观点去思考中医。上大学期间，有一次老师组织课堂讨论，主题就是用对立统一规律的哲学观点，谈自己的体会。于是我将"对立统一规律是宇宙间的根本规律"这一法则，用来分析中医理论中的阴阳对立、互根、消长、转化，分析了毛主席在矛盾论与实践论中，就是运用阴与阳不断转化的关系，解决主要矛盾与次要矛盾、量变达到质变的过程等理论。该论文得到政治老师的好评，并鼓励我要学以致用，学好中医，从实践中去求得真知。

我在上学期间学的是中医专业。在三年多的学习中，从中医基础开始，到临床实践，我感受着古老医学的魅力，了解着祖国医学的博大精深，一代一代名医辈出，不断地鼓舞了我。背诵《汤头歌诀》《药性赋》，我从初始的枯燥，学着学着就逐渐产生了兴趣，最终我怀揣着中医梦想来到了位于北京西城区的护国寺中医医院。

起初来到护国寺中医医院，并没有按照我的意愿分到中医内科，而是分到了针灸科。当时的针灸科是医院非常具有特色的科室，历史悠久，名医荟萃。如治疗半身不遂的吴效仁、治疗甲亢的栗蕊、治疗五官科疾病的孙博伦等都是京城有名望的老先生。由于我上学时针灸不是主要专业，涉猎的相关内容也不多，想要尽快掌握针灸技能，除了学习经络腧穴等基础理论之外，还要向前辈们学习针灸，不断开展临床实践。

在记忆中，我第一次与针灸结缘还是在"文革"时期，那是个用一把草、一根针解除疾苦的时代，涌现出大量的针灸"神医"。我有个姐姐大脑发育不全，生活不能自理，我母亲一直坚持不懈地给她求医治疗，但都未有结果。忽然有一天，邻居阿姨告诉我母亲，301医院有一位"神针张"，能治各种疑难杂病。我母亲闻风而动，立即和我带着我姐去找这位"神针张"看病。虽然我姐的病情没有太大的好转，但是我当时亲眼目睹了另一位瘫痪患者针刺后就能行走的全过程。若干年后回想起此事，这个患者的诊断应该是癔症性瘫痪，家属说她因为跟家里人生气后就一卧不起，已经躺了很多年，也不跟家里人说话。记得那位男医生个头不高，手持一根很粗大的针灸针，在患者的后背扎了一针（现在分析起来可能是大椎穴，或者是至阳穴），这患者忽然叫了一声，居然就站起来了。当时好多人围着看，大家一看效果如此神奇，都激动地鼓掌。我虽然什么都不懂，觉得那么粗的一枚针扎下去就把人扎得站起来了，还说话了，真的很神奇，确实给我留下了很深的印象，也让我更坚定了掌握针灸技能的决心。

我自从到了护国寺中医医院，接触了针灸学科，特别是从事了一段时间的临床后，遇到了一些"一针见效"的病历，当时觉得针灸学科不仅有意思，而且比开中药所能见到的疗效更加直接和迅速。护国寺中医医院是一所历史悠久的老医院，很多患者都是慕名来求医。我初到针灸科出门诊，由于年轻，很少有患者找我看病。我除了跟同诊室的老大夫学习外，自己也抓紧时间背背俞穴经络。有一位60多岁的女患者一到晚上就咽干而痛，并伴咳嗽，当时我们科许多老大夫都给她做过治疗，但效果都不好。有一天她见我出门诊，就说："他们都没扎好，小姑娘你不是大学生嘛，你给我扎扎看吧。"我心中一阵喜悦，终于有患者信任我，愿意找我看病了。我仔细给老人家把脉，印象中她的脉象挺沉挺细的，看了看舌象，舌偏红少津，我初步判断是阴虚之象，脑海中立刻蹦出刚刚背完的八脉交会穴中"列缺照海膈喉咙"的针灸歌赋，毫不犹豫地选择了两个照海穴。说实话，当时也没多想，没想到过了三天患者来复诊，逢人就说："你还别说，这小姑娘就给我扎了两针，我这咳嗽就没再犯。"亲身经历了针灸的神奇，更激发了我努力学习的热情，我要用勤奋来弥补专业经验的不足。如果这世界上真有奇迹，那就是努力奋斗，当汗水汇集到江河里，事业之舟必然驶向理想的彼岸。

随着临床不断地深入，需要掌握的知识也更多，特别是基础医学知识，对于我们临床疾病的诊断与治疗起着至关重要的作用。为了弥补当时学校的课时不足，北京市卫生局要求我们利用业余时间补习完六门西医基础课程，包括药理学、生化学、遗传学、免疫学、病理学、生理学。由于文化课底子薄弱，尤其是数理化的知识贫乏，给专业基础课的学习带来了一定困难。功夫不负苦心人，在我的努力下，终于如期完成了各科学业，在当年还是我们补习人群中的佼佼者呢。

我们针灸科的三位老前辈——吴效仁、孙博伦、栗蕊各有所长：吴效仁专治中风偏瘫；孙博伦专治五官科疾病，以耳病与眼疾为重；栗蕊专治甲状腺疾病。正是因为三人的主治病种不同，所以每人在针具、选穴、手法方面都各具特色。

我最早跟随孙博伦学习针灸。孙主任在20世纪60～70年代专门治疗聋哑患者，她曾经在聋哑学校坐诊，使许多聋哑人症状得到改善。后来又开设眼病专科，最擅长的是治疗各类眼底病，如黄斑变性、视神经萎缩、视网膜血管病、小儿近视等。孙主任的特点是使用的针具比较细，针刺手法轻柔。

当时大部分针具的直径都在 0.3mm ～ 0.35mm，比较粗，只有孙主任扎针时用 0.25mm 的针灸针。她手法特别娴熟，而且轻柔，患者痛苦小，有时为了分散患者注意力，避免其紧张，与患者闲聊中，针就已经进入皮下了。同时她取穴少，每穴均有得气感。由于眼底病多为慢性疾患，老年人居多，大多数患者来就诊时多属于虚证，所以孙主任特别强调手法的操作，一定要凝神定气，轻柔舒缓，刺激量不可太强，并且体会手下"如鱼吞钩"的感觉。一方面避免犯"虚虚实实"之戒，另一方面也是为了保证治疗安全。孙主任擅长取眼周的各个穴位，尤其是针刺睛明穴、球后穴等，针下慢慢会有得气感，其气由内而生，患者自觉会有从眼球至脑后的清凉通透感，随后眼睛变得异常舒畅。往往我针刺时针下没有任何针感，但经孙主任一调针，就有了得气感。她告诉我，针灸取效最关键的因素就是"得气"，无论是选用哪种针具或者何种手法，最终目的都是"气至而有效"。"气"的概念虽然我一开始学中医之时就在不断接触，但是心里对"气"的理解与运用是相当抽象和空白的。在孙主任的指导下，我能把书本上空洞抽象的"气"在针刺过程中慢慢展现出来，让我对针灸的神秘之处产生了无穷的兴趣。在此后的临床实践中，我不断地细细体会人体的"气"，摸索"气"的运动变化，感悟"得气"的意义，为后来"刺至病所"观点的理解和运用打下了基础。

我随后跟随栗蕊主任出诊，她在针灸治疗甲状腺疾病方面有许多独特的经验。现在无论是甲状腺结节还是甲状腺肿瘤，一般都选择手术治疗，但在过去人们很少选择手术，主要是受医疗条件的限制和对手术恐惧心理的影响，所以选择针灸治疗的患者较多。因此当年能够见到各种各样的甲状腺疾病，有甲状腺功能亢进症、甲状腺功能减退、结节性甲状腺肿、甲状腺肥大、甲状腺炎等。中医将甲状腺疾病统称为"瘿病"，分为肉、筋、气、石几种，都是根据触摸的感觉而定其性质。尤其是石瘿，西医学认为是结节性甲状腺肿瘤，摸上去真是坚硬如石，只要你摸一次，就会永远记住那种感觉，现在基本看不到了。以前甲亢患者主要采用的是次全切除术，但是去做手术的病患很少，其一怕切完之后再复发，其二怕错切了甲状旁腺而出现钙代谢紊乱的后遗症，所以选择针灸治疗的患者较多，特别是突眼性甲亢，早期治疗还是有效的。当时治疗甲亢的主要腧穴就是在甲状腺上、人迎、阿是穴等。由于甲状腺疾病的特殊性，栗主任选用的针具很粗，根据甲状腺的硬度不同，选择直径在 0.30 ～ 0.35mm 的针具。而且她非常强调指力和手法，她认为首先要有指力，这是针灸医生的基本功，有了指力才能将针一刺而入减少患者的疼痛，这是取得患者信任的要素；再者，针对那些坚硬如石的肿大腺体，如果没有指力，不但不能运用提插手法，就连刺入也很难。所以她要求我随时随地都要拿棉线球和粗针锻炼指力。同时还教我如何提掐甲状腺，如何进针、行针，比如急插慢提以及《神应经》的"三飞一进"等。在栗主任手把手地传授下，通过自己的努力，我不断加强指力练习，从进不去针，到较慢进针，一直到快速进针，终于掌握了治疗甲亢疾病的基本手法，而且参与了栗主任的科研团队，研究项目还获得了北京市科学技术委员会科研成果三等奖。通过对甲状腺的治疗，我逐渐感悟到针灸治疗疾病与中药不同，其得气感需要通过大量的实践去体会，同一类的疾病，不同体质，不同病理状态，不同时间点，甚至不同季节，手下的得气感都是不一样的。

1982 年，我有幸跟随吴效仁老先生进行临床实践学习，在吴老身上看到了针灸大家的风范。中风病既是临床的常见病与多发病，也是致残率较高的疾病。在跟诊中给我感悟最深的是"治心"与"治病"的关系。特别是在中风病患者治疗中更要注重患者情绪的调整，不论是新发病还是陈旧性疾病，调整患者的心态是首要任务。吴老常把《黄帝内经》中的"凡刺之法，必先本于神"放在口头。对"神"的理解，我也是从跟吴老学习之后体会到的。吴老在接诊过程中的寥寥数语就能抓住患者的心，甚至能使患者破涕为笑，这也是我毕业后参加中国科学院心理研究所医学心理学函授学习的缘由和动力之一。中风病的病因，是风、火、痰、湿、瘀，病机是气血逆行于脑。因此调理患者的气血运行是治疗该病的关键，吴老擅长运用手足十二针治疗中风偏瘫，根据患者不同情况，既可以选择患侧，也可选择对侧。针刺所取的穴位都是常用的经典腧穴，其对腧穴的取法以及针刺手法的运用，真是《针灸大成》中所描绘的何谓"逆经而泻、顺经而补，何谓大指向前为补、大指向后为泻，何谓快速捻转法、雀啄法"等，在吴老手下体现得淋漓尽致、清清楚楚。

在跟吴老随诊中，有一个典型病例给我留下了深刻印象。当时内科病房有一位缺血性中风昏迷的患者，经内科抢救治疗病情趋于稳定已两周，但就是唤不醒，于是请吴老会诊，我随吴老来到病房，听取住院医生汇报病情后，吴老随即把脉，然后取出针灸针，在患者隐白穴上扎了一针，患者的腿马上回缩了一下。接着吴老用两手拇指按压两个合谷穴，患者的眼睛顿时睁开，此后患者结束了两周的昏迷状态，恢复了意识。看到我当时惊讶的表情，吴老对我只说了一句："这就是醒神开窍。"针灸神奇的疗效又一次激发了我学习针灸的热情。

吴老十分注重经典学习，尤其是《灵枢》，他不仅能熟练背诵《灵枢·经脉》的经脉走行、是动所生病，而且还能指出在人体上的具体循行路线以及每个腧穴的具体位置，并经常给我们介绍他个人的取穴经验。虽然跟诊吴老时间不长，但是他为我打开了新的视野，使我感受到学习针灸技术的压力，同时也增强了传承针灸的使命感。虽然在学校中也学过中医四大经典的选读摘要，但学得不精，理解也不深。通过跟吴老学习并实践，我感受到中医经典对临床巨大的指导作用，树立了对中医作用的信心，于是开始系统研读《黄帝内经》《针灸大成》《针灸甲乙经》等中医经典，自觉培养运用经典进行辨证论治的意识。

三位前辈的跟诊学习，是我对针灸热爱与学习逐渐加深的过程，他们各有所长，各有侧重，在疾病的治疗中独树一帜，他们的思想和理念对我后来的诊疗思维和临床工作产生了巨大的影响。

三、专注临床，博采众长

因为是针灸科的首批大学生，所以当年进入护国寺中医医院工作时，院领导非常注重对我们的培养，我也承担了医院很多的临床工作与事务。20世纪80年代初，北京针灸学会的学术团队汇集了北京针灸界多名专家，举办了各种各样的学习班，比如：东直门医院杨甲三教授的三边取穴法，为腧穴如何准确定位、如何解决临床实际操作中存在的问题，提供了可行的标准。广安门医院的李志明主任讲授如何治疗眼病，我看到李老在光明穴上行烧山火透天凉手法之后，患者的眼睛清晰度出现明显改变，也第一次看到如何进行骑竹马灸。北京市鼓楼中医医院张士杰主任的太溪刺法，源自《内经》，体现了太溪治百病的神奇疗效。目睹贺氏火针治疗还是在贺老家中，记得那是一个初夏的傍晚时分，贺老给邻家 2 岁小孩治疗面瘫，只见贺老手持烧得通红的火针在小孩的面颊瞬间点了三四下，小孩连哭声都没来得及发出治疗便已完成。后来贺老告诉我，稳、准、快是使用火针的基本要求，要练基本功。那时患风湿性关节炎的患者很多，而且以女性为主，该病大大地影响了患者的生活质量，金伯华主任用她自己研制的"追风素"进行穴位注射治疗该病，取得了很好的效果。聆听名家教诲，临床观诊所见，受益匪浅。我感到理论学习重要，临床实践更重要，实践出真知，我开始在临床中不断实践与摸索，细心体会各家学说，总结各种疗法的特点。立志从临床工作做起，以追求疗效为第一要务。

1986 年，我院成立针灸病房，是当时北京市第一家以针灸为特色的专科病房，我任首任病房主任。责任越大，我对自己的要求也越发严格。在组建病房的过程中，发现自己各方面知识匮乏，要想提高综合诊治能力，必须要进行各方面的深造。

1988 年医院送我到北京大学第一医院神经内科进修，在进修的一年里，我跟随北医的研究生们一起认真地学习《神经内科学》，对神经解剖的基础知识有了深入了解，掌握了神经系统疾病的定位与定性诊断。不仅熟悉和掌握了脑血管病的概念、发生发展，诊断治疗以及预后转归，同时对其他神经系统疾病的西医诊断及治疗也有了全新的认识与提高。1989 年进修结束回到医院后，对脑血管病的患者的抢救以及综合治疗水平较进修之前有了很大提高，能做到胸有成竹。1990 年前后，在赵静院长的引荐下，我参加王永炎院士组建的全国中风病协作组的科研工作，对于中风病的辨证分型、中医在急症中的参与率有了了解，对我的中医科研思路具有很大启发。当时的研究方向主要以中医证候分型以及中药方剂为主，认为针灸治疗不可控的因素太多，只是作为辅助治疗，没有列为主要研究方向。赵静院长还帮我们引进了中国康复中心的于兑生主任，他是我国顶级的康复领军人物，我们组建了康复小组，康复治疗的介入，很大程度提高了脑血管患者的临床疗效，体现了综合治疗脑血管优势所在。

针灸病房收治了大量中风患者，如何更好地发挥针灸的治疗作用，也有一个不断深入的认识过程。中风的针灸治疗，采用的是吴老传授的手足十二针和统编教材中的针刺方法，要求取穴到位，针刺手法一定要有感传，比如：环跳穴需要循经放射到足底，针刺肩贞穴要传导到手指。针灸治疗的参与，提高了临床疗效，病房的收治率大大提高。但是对于语言障碍、患肢疼痛、感觉障碍、走路不稳等问题还是困扰着我，一时找不到更好的解决办法。

20世纪90年代初，一个很偶然的机会，我参加了焦氏头针培训班。焦顺发先生是头针疗法的先驱者，焦氏头针以头颅体表标志设定标准定位线，根据大脑皮层功能定位在头皮上的投影部位划分16个治疗区，如运动区、感觉区等。每个治疗区根据主治功能进行命名，通过针刺各区将针感传导到相应皮层所支配的肢体或内脏器官上，针刺方法上提出进针快、捻针快和起针快的"三快针刺术"。由于刚刚进修完神经内科，我对大脑皮层的功能分区比较熟悉，所以使用起来驾轻就熟，很快就见到显著疗效。有一个锥体外系疾病的患者，临床特点是发作时患侧肢体出现不自主运动，无法在肢体上行针，于是我就根据焦氏头皮中所提示的舞蹈震颤区行电针，两侧区域交替使用，三天后症状完全消失。在没有其他任何针法参与的情况下取得了理想的疗效。还有小脑梗死或者出血的患者，只要进入恢复期，我就用焦氏头皮针的平衡区，让患者带针去体疗师那进行康复训练，也获得了满意的效果。

从实践中我领略了"头针疗法"神奇的疗效，对头针产生了浓厚的兴趣，开始关注不同的头针疗法，如方云鹏、朱明清等的头针疗法，同时对头部腧穴的选取与操作也逐渐有了新的认识，对《黄帝内经》"头为诸阳之会"之说感悟更加深刻。

脑血管病的患肢疼痛也是临床上较难解决的问题，特别是出现肩手综合征时，往往会影响患者的肢体康复，有一部分患者因疼痛而不能坚持康复训练，因而大大延误了肢体的康复。为此我们采取放血疗法、拔罐疗法、循经取穴等方法对症治疗，虽然取得了一些效果，但是不稳定。还有一些患者十分惧怕针刺时产生的酸麻胀的感觉，不敢接受针灸治疗。我想起我院有位刘玉芬老大夫，专门用腕踝针治疗各类疾病，特别是疼痛类疾病，往往一针见效，我曾跟其学习，治疗过膝关节疼痛，效果良好。而且该针法有一特点，不求针下有酸麻胀之感，这样即使是怕痛的患者也乐于接受。于是我就用腕踝针给患肢痛患者进行带针止痛治疗，大大提高了患者肢体功能恢复的速度。

随着对中风病发生发展以及诊治研究的不断深入，我发现仍有一些不可知的因素影响着治疗效果。如患者体质有虚有实，肌肉张力有高有低，辨证类型也在不断变化。对恢复期三大证型的患者预后进行临床观察，发现三大证型中阴虚内热、血不荣筋的患者，预后最差。而气虚血瘀的患者，给予针药并用都能或多或少地得到提高。肌张力的改善问题，当时也是较为头痛的事。90年代末，经西城区卫生局介绍，与腹针发明人薄智云教授相识，请他来我院推广腹针疗法，在我院举办了多期学习班，目的是希望解决脑血管病肌张力增高的问题。为了观察腹针的疗效，我利用"五·一"假期跟随薄老去河南获嘉县中医医院学习考察，接触了大量中风病后遗症患者。给我印象最深的是一位干瘦如柴的女性老年患者，当时患者呈仰卧位，一侧肢体不能活动，皮下没有一点脂肪，基本上没有什么弹性。薄老让我做了神经系统检查，符合脑血管病后遗症，一侧肌力0级，肌张力偏高，没有主动运动，病理征阳性，且由于一直卧床不能自主运动。只见薄老把脉，望舌苔，从针包里拿出很细的小针（直径0.18mm），在肚皮上仅仅扎了10针左右，而且针扎到肚皮上，没有一个针是直立的，都是趴在肚皮上，针后薄老就嘱患者活动，只见患者开始手指活动，接着胳膊就能平移；再后来下肢也可以平移了。当时在场的人都震惊了，都为薄老喝彩。目睹了这种神奇的疗效，我开始跟薄老学习腹针，尽管当时对薄老的神阙布气学说还不十分理解，但在临床上已经开始对肌张力增高的患者付诸实践，并取得了一些效果。

随着病房工作的不断展开，中风患者逐渐增多，诊治进入系统化、规范化。在王永炎科研团队的帮助下，我们开始设立脑血病的相关课题，以便找出规律性，制定行之有效的诊疗常规。中风病发病后，人体肌力恢复的同时，张力也会恢复，但恢复的不成正比，往往张力升高比肌力恢复还要快，这是造成痉挛性瘫痪的一个主要原因，此时针刺手法就很重要。为此我们设立了一个"不同针法治疗脑血管病后痉挛性瘫痪的疗效评价与研究"的科研项目，用科学的评价指标，证实了腹针与头针协同作用，对肌张力的改善疗效有显著的疗效，于2008年获得了西城区科学技术进步二等奖，这是集体的智慧与结晶。随后"不同针法的诊疗常规"推出，治疗了许多西医认为不可能治好的疾病。记得有一位转院来的一侧颈内动脉闭塞、大面积脑梗死的患者，肢体功能很难恢复，经我们的精心治疗，后来患者能持杖而行，尽管还存有偏瘫步态，但生活质量已大大提高。对此北京大学医学部神经内科余宗颐教授给了很高的评价，说这是西医办不到的事。

从 1986 年开设针灸病房迄今已 30 多年，在脑血管病领域我从不同的诊疗模式和治疗手段入手，进行了持续的研究探索，如："针刺对椎基底动脉供血不足患者的临床研究"（北京市中医药科技发展基金，1995 年）、"针刺治疗急性脑梗塞及对血小板线粒体功能影响的研究"（北京市中医药科技发展基金，1999 年）、"不同针法治疗脑血管病后痉挛性瘫痪的疗效评价与研究"（首都医学发展基金，2003 年）、"头针体针治疗中风病后痉挛性瘫痪的疗效评价与研究"（西城区科学技术委员会，2003 年）、"中风后证候特征、情绪状态与针刺疗效的关系研究"（首都医学发展基金，2007 年）等。根据中风病的发病特点，以及在病情发展过程各个阶段出现相应临床表现的特殊性，我提出了"针 – 体 – 药"三位一体的诊疗模式，即"及早地针灸干预，配合专业的康复手段，针药联合，内外兼顾"。在中风病治疗的启发下，我在临床多种疾病的诊疗中逐渐形成了"多种针法协同，针药联合"的模式。

通过研究中风病不同针法的协同治疗效果，大大扩展了我对其他神经系统疾病的治疗，而且在长期的临床工作中开始对不同针法进行深入研究，寻求医理方面的内涵。此阶段对我针灸影响比较大的有两位老师：一是薄老的腹针，二是王居易的经络诊察。

我跟薄智云教授学习确实也是因为脑血管病而结缘，他提倡"不痛也能治病"的刺法与理念，深深地吸引了我。特别是腹针手法轻柔，不要求酸麻胀沉的针感。并对中风恢复期患者肌张力增高的痉挛性瘫痪的治疗有一定的效果。临床科研实验的结果，证明了腹针的有效性，同时随着此针法在临床诸多疾病的广泛运用，特别适合小儿、老人以及惧怕针刺的患者。我开始去探索薄老的"神阙布气学说"，薄老认为"以神阙为核心的大腹部不仅存在着一个已知的与全身气血运行相关的系统，而且还存在着一个尚不被人知的全身高级调控系统"，这一系统是不为人知的先天经络系统，以全息的形式位于以脐为中心的腹部，同时有十分准确的应答点。随着临床不断地深入，加之参加了齐永老师的脐针三期学习班，对腹针的易医医理的理解更加深入，解开了许多临床上理论机理方面的不解之谜，尤其是对薄老以腹部神龟全息图为基础，提出"处方标准化，操作规范化，辨证条理化"的观点，以及设立的天地针、引气归元、腹四关等腹针常用处方。这些腹针处方无一例外地都体现了"以神阙为中心"的整体观念。

我与王居易教授相识，最早还是在 1985 年，我参加了北京市针灸学会举办的五输穴临床应用的学习班。在学习班上王老对五输穴的来源以及主治功能，特别是《内经》所言的有关"井荥输经合"的精辟阐述，都给我留下了深刻印象。比如"阳井金，阴井木"的由来、《灵枢·经脉》所言"是动""所生"病的临床病症理解，使我有了全新的认识。20 世纪 80 年代我也曾经把王老请到护国寺中医医院讲学、授课、出诊。曾经有一例压力性尿失禁合并慢性泌尿系感染的患者，王老取穴是太渊、太白。我当时就问王老，这类患者一般都是以肾虚为主，为什么不取太溪？王老说如果肺气不提，宣发肃降不恢复，气就提不起来，这个患者的舌很淡很胖，而且从经络诊察角度来看，她的肺经是塌陷的状态。推测她肯定已经按肾虚治疗很多次而不见效，所以应选择补益肺气，加强肺气的宣发作用入手治疗。后来患者反馈疗效真的非常好。王老还非常重视经络气化，他认为天气的运行为大天地，人为一小天地，自身也会产生种种异常之气，需要依靠经络的调节、化解。经络通过与其相连脏腑的协同作用，共同承担各种生理病理活动。人体与外界的六气的调节能力，以及对内进行脏腑功能的调节，均是通过六经的开枢阖气化功能来完成的。在临证时不能只关注到经络的体表走向，以及体表与脏腑的连接，更应注意到经络的气化功能。因为经络气化是人体生理功能中极为重要的内容。经络系统的气化功能是人体生命存在的表现形式，是"经络缝隙"中各种物质和能量的转运、灌渗、转化，从而实现人体的生长、发育、生存过程，即人体的"新陈代谢"的调控过程。从五输穴到经络诊察，都是在从机体的远端向近端推进的过程中查看十二经脉的盛衰，特别是当主诉症候不多时，经络诊察会提供有力的证据。王老关于"六经气化"的理论，来源于《内经》，特别是《灵枢》的临床指导意义更大。他认为人体经络遍布全身，是一个整体，临床上应以整体观念和经络诊察相结合，观象观道以中焦为中心，然后再进行经络诊察，看相关经络是否存在问题。如果在诊疗的过程中判断某条经脉可能有问题，则可重点选择该条经脉进行诊察。

薄老的神阙布气学说，从腹部全息的小整体，到人体十二经络"内联脏腑，外络支节"的大整体；王老通过经络诊察，查看十二经的虚实盛衰，从十二经络经气化功能看机体的阴阳平衡，看人体的大整体。二老的学术理论正是从局部到整体的中医整体观的具体体现。要维持人体生命活动的正常代谢运转，一定要靠五脏的气化功能，而气化功能具体体现在三焦的气化功能；而三焦气化功能中，又以中焦脾胃的升降气化为基础，这也是我的恩师许彭龄给我的重要启示，特别是脾统四脏的学术思想，使我看到一气周流的含义，看到三焦气化的功能的重要所在。

四、奉师证道，后天为本

在我 40 余年的医学生涯中，恩师许彭龄对我的帮助最大，影响尤远。许老妙手成春的精湛医术和克己奉公的高尚品格，至今令我仰慕。20 世纪 80 年代末，我在甲亢病房工作期间结识了许彭龄教授的弟子赵静。当时我们在同一个办公室，赵静主管许老的患者，正在总结许老的临证经验，许老每周定期查房，因此在赵静的引荐下，我与许老结识了。

许老出生于河南开封许氏大家族，家学渊久。其父许公岩先生，生前为北京中医医院内科主任医师，全国首批 500 名老中医药专家之一。公岩先生饱读诗书，潜心自学，遍览医典，钻研医理，其于医理医法颇有独到见解，擅理脾胃，治病主张遵循"简、便、廉、效"的原则，以处方小、选药精、药量大、疗效佳为特点，人称"许三味"。许老继承了其父"许三味"的称号，处方也是药少而精。受其父影响，许老临证治疗疾病非常重视脾胃，尤其是脾胃作为"后天之本"对气机的升降作用。许老善用《伤寒论》里的承气类方，以"急下存阴"的思路进行诊疗，许多急症患者，许老往往只开一剂，然后随证变化再开一到三剂，患者的病情就有很大的转机。

许老谦和慈祥，平易近人，他为人低调，从不追逐名利，只愿默默为患者付出，这一高贵的品德值得我一生去学习。许老几乎给所有同事家里的老人和小孩看过病。以前交通还不是那么方便，但不论患者在大兴、还是在门头沟，许老都能不论早晚、不辞辛苦、有求必应地上门诊病。

许老对患者有浓厚的仁爱之心，对患者一视同仁，在他的眼里，只有求诊的患者，没有高低贵贱之别。他与患者沟通，既没有华丽的词语，也没有长篇的说理，几句简单朴实的话语，便产生强大的吸引力，他给予患者以信心，给予家属以抚慰。很多患者愁眉苦脸而来，喜笑颜开而去。记得当时住院病房有一老人，脾气倔强，因与孩子发生争吵而住院治疗，几天没吃东西，精神萎靡，大便秘结不下。许老来到病床前，俯身给老人把脉，看舌苔（舌红苔黄燥），只听许老冲着老人说："哪来的火，把我的药吃一剂，明天就好了。"语音刚落，老人眼前一亮："一剂？"许老平淡地说道："对，就服用一剂，您试试。"果然一剂药，救了老先生的命，老先生逢人就说："真是神了！"许老的自信如同患者的定海神针，这自信来源于高超的诊疗水平。许老的诊治疗效令我十分敬佩，于是我开始关注许老的开方用药。我发现许老的方子很小，药味数特别少，由于上学时学的是中医专业，方剂药味也背了一些，特别是对《伤寒论》比较感兴趣，而许老又常用经方，所以在临床遇到一些问题就经常向他请教。1992 年，许老看我比较爱学，就说："我出门诊时，你可以过来跟着学。"从此以后，只要许老出门诊，我就跟着抄方子。每周跟诊一次，一直坚持了十几年。

有两个病例令我印象深刻。20 余年前，有一对陕西渭南来京求医的夫妻，孩子仅四五个月大，由于喂养不当而患疳积，骨瘦如柴，哭声少气无力，精神萎靡不振，舌光无苔，脉沉细。许老认为小儿哺乳期出现疳积，一方面是喂养不当，另一方面是中焦先天不足，当先护中焦，恢复脾胃升降的功能，不可肆意攻伐，所以开了个小方：生黄芪 3g，茯苓 3g，鸡内金 3g，莱菔子 3g，山楂 3g。按此方服用调养一月余，患儿状态逐渐好转，每周来复诊时都有明显的变化。还有一个病例，是我一个好友的女儿，当年 10 岁左右，因外感高热出现急性肾功能衰竭，住在北京儿童医院肾病科。当时患儿高热持续不退，肌酐持续增高，已经住院 5 天，医院几次下发病重通知。好友心急如焚，不知所措，便找到我。我跟许老说明了情况，许老亲自前往北京儿童医院查看。当时患儿高热已 10 余日，精神萎靡不振，舌苔黄厚而干，脉数。许老当即就询问："几天没大便了？"家长回答："已近一周！"许老遂开了承气汤，仅一剂，患儿大便即通。随着大量粪便的排出，持续数天的高热也退了，好友惊叹不已，危重的病情竟然逆转，孩子很快就痊愈了。

许老继承了家传的"酸甘化阴，辛甘化阳"的合化学术思想，在许老的指导下，我对其学术思想从来源、含义、配伍等方面进一步挖掘、充实并完善，同时在北京市中医管理局支持下，设立了相关的课题研究，将许老的合化理论进一步提高，形成了"从合化到和化"学术思想的提升。对许老学术思想的整理和挖掘，有赖于"许彭龄工作室"团队全体成员的努力，我只是其中一员，但我个人从中受益匪浅。

许老常叮嘱我多读《伤寒论》，多用经方。他用经方善于灵活化裁，尤其是他于处方中对许公岩先生传下来的"甘草、干姜、诃子、大芸"四味中药精妙搭配使用，顾及上中下三焦，其中以中焦的升降气机为其主导，充分体现了许老脾统四脏的学术思想。

我记得病房收治了一位泌尿系感染的患者，长期低热，体温波动在37.5～38℃，以我的惯性思维，认为泌尿系疾病的病位多在膀胱与肾，病机不是实就是虚，特别是发热者多用清热解毒、利尿通淋的方法，但治了月余没有丝毫改善，遂请许老会诊。许老查看患者舌脉后，直接说"这就是中气下陷"，开了7剂补中益气汤。患者服药3天后体温恢复正常，一周后泌尿系症状基本消除，多次复查尿常规白细胞都为阴性。这让我亲眼见证了"甘温除热"法的神奇疗效。

许老非常强调"抓主症、抓主要病机"，一定要了解患者求诊的目的是什么，想要解决什么问题，对于病症要抓住是先病还是后病，是寒还是热，是虚还是实等。抓住了主证，很多问题就迎刃而解了。许老经常说，当患者的主要临床症状、舌象、脉象三者都趋向于反映同一个病机时，这时才能认为辨证是准确的。许老的"诊治疾病尤以脾胃为先""脾胃居于中焦，连通上下，具有启阴承阳，转输往复之功，既是气机升降之枢纽，又可运化水谷精微，为气血生化之源""脾统四脏"的学术思想，对我的影响极大。在临床上我无论是用针灸还是用方药，都尝试着以调和脾胃入手进行治疗，不断体会许老"脾统四脏"的学术思想。逐渐地意识到中焦脾胃在人体气机升降出入中具有重要的斡旋作用。不仅脾胃的升清与降浊直接影响肝、心、肺、肾的生、长、收、藏，而且中焦的升降斡旋是三焦气机生化的核心。

综合许老"脾统四脏"的学术思想和薄老"神阙布气学说"的内涵，我认为，脾胃生化与中焦的斡旋是神阙布气之源，于是在临床上更加强调以神阙为中心的腹部气机升降，提出了腹部气机升降模型以及"腹三焦"的观点。同时对神阙布气学说进行更深入的剖析，对腹针经典处方进行更深层次的解读，刺法上强调"刺至病所"，用药上强调辛甘化阳、酸甘化阴的药物搭配，重视"辛开苦降、阴阳和化"，治疗上致力于恢复脾胃正常的升降功能以及人体气机正常的升降出入。

五、授业解惑，传承特色

从父亲的言传身教中，从我多年的拜师学习中，我深刻体会到"师也者，教之以事，而喻诸德"的道理。"一枝独放不是春，万紫千红春满园"。我除了自己认真负责地开展临床工作，还时刻不忘授业解惑、传承特色。从2006年开始，我被评为北京中医药大学针推学院教授，培养针推专业研究生。2011年、2015年和2022年我先后被遴选为第四批、第五批和第六批北京市级老中医药专家学术经验继承工作指导老师，共培养了7名市级传承弟子。带教学生几十年来，我倾注所有的热情和关心，手把手地为学生示范操作要领，直到他们完全掌握为止。不仅传授知识，更将自己的临床体会与学生交流，让他们了解诊疗工作的全过程，深入临床，了解患者的病情，仔细观察病情变化，认真总结经验，用学到的知识，帮助患者解除病痛。从2006年至今，我先后培养了30余位中医专业人才，现在他们都遍布在国内各大城市，勤奋工作在各自的岗位上，我希望通过言传身教，使得学生们学到本领，获得自信，把他们培养成国家的新一代名医，成为国家的可用之才。

老师不仅要传授给学生知识，还要培养学生为人处世的品德，教他们做人的原则。常言道："正人先正己。"若想不愧为人师，老师首先要以身作则。我既然有北京中医药大学教授、北京市名中医的名誉，就要不断加强自身的道德修养，做到言传身教，只有具备高尚的道德情操、渊博的业务知识和科学的教学方法，才能赢得学生的钦佩和尊敬，才能在潜移默化中影响学生、感染学生，使学生的道德素质和意志品格得到培养。

在带徒教学过程中，我非常重视教学相长。《礼记·学记》中说："学然后知不足，教然后知困。知不足，然后能自反也；知困，然后能自强也。"这些弟子是在工作后通过院级、区级、市级师承拜入师门的，他们的知识背景不同、基础不同、专业不同，脾气性格各异、爱好所长也不尽相同，在跟师学习的过程中，一个问题往往会引出各种各样的想法，不同的思维碰撞，往往会产生火花。正是这种碰撞，让我时刻反省自己知识的不足，督促自己进一步地深造与提高。先贤在《医宗金鉴》中曾言："医者书不熟则理不明，理不明则识不清，临症游移，漫无定见，药证不合，难以奏效。"学医离不开读书，要打下扎实的中医基础，读书是非常重要的。特别是经典，必须下狠功夫，读熟它，嚼透它，消化它。我要求我的学生多读书，多积累，多临床，学透学深，使他们具备深厚的中医功夫和精湛的医疗技术。

回首临证40余年，无论是运用的体针、头皮针、腹针、腕踝针等不同针法，还是"辛开苦降，阴阳和化"的用药法则，我在临床上都坚持中医的整体观念，不管使用何种治疗方法，都从中焦脾胃入手，通过调节人体阴阳气血的平衡达到治疗疾病的目的。同时，依然需要不断地学习和研究，不断地在临床中实践，这样才会有越来越多的经验。

人们将白衣天使比作一缕春风、一场春雨，这是对医护人员的辛勤劳动、奉献精神的由衷赞美。我在自己平凡的工作岗位上，用多年的执着追求和不懈努力，希望给病痛中的患者带来福音！

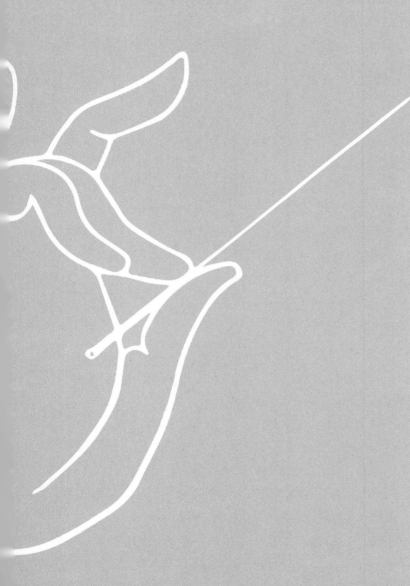

第二章

三焦探幽

一、天人相应与三焦

（一）天人相应

天人相应学说是中国古代哲学思想的精华，也是东方哲学思想的标志。天人相应的观念在中医理论体系的构建中至关重要。《内经》作为中医理论体系的基石，也最早提出天人相应的观点，如"人与天地相应也"（《灵枢·邪客》），"人与天地相参也，与日月相应也"（《灵枢·岁露》）。狭义的天人相应是论述人和外部大环境，人与宇宙之间存在的相互依赖的关系。广义的天人相应则是谈论人与宇宙根本法则之间所具有的相互联系。事实上中医的天人相应观以及中国古人的天人相应观是二者兼论。

中医"天人相应"理论是在中国古代"天人合一"的哲学背景之下逐步发展演化形成的，它吸收了天人和谐的哲学思想，又综合了当时天文、地理、物候等自然科学的成就，用于说明人体的生命活动规律。在《素问·生气通天论》中则以更醒目的标题阐述了这一问题，全篇开始就说："夫自古通天者，生之本，本于阴阳。天地之间，六合之内，其气九州九窍、五脏、十二节，皆通乎天气，其生五，其气三，数犯此者，则邪气伤人，此寿命之本也。"提出了人体的九州九窍、五脏、十二节之气，皆与天气相通，都要顺应天气的变化。如果我们将生气完全作为生命之气或人身的阴阳之气来看待，那么经常违背天气的变化规律，就易导致邪气侵犯人体，即"数犯此者，则邪气伤人"。

（二）天地犹橐籥

《老子·第五章》："天地之间，其犹橐籥乎，虚而不屈，动而愈出。"橐籥，是古代冶炼时用以鼓风炽火的装置，其机能犹如风箱（图1）。高明《帛书老子校注》言，橐用兽皮做成，为制风主体；籥用竹管做成，上面有吸气和排气的孔眼，一张一合，空气即可从钥管中吸入排出。清代王夫之在《张子正蒙注·太和》中设问："老氏以天地如橐籥，动而生风，是虚能于无生有，变幻无穷；而气不鼓动则无，是有限矣。然则孰鼓其橐籥令生气乎？"这一设问非常有价值，究竟是谁在鼓动橐籥呢？天地之间，空虚者不能自动，动者当为这空虚之中的万物，万物徐动则是天地间的气机升降出入所致。

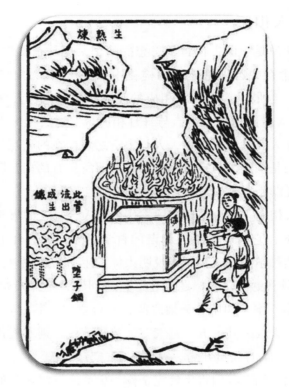

图1　明·宋应星《天工开物·五金》

古人可能是受天地风动的启发，或从吹火煮食得到灵感，以"橐籥"形象地来观察人体，发现人与天地相通，可谓一种创造性思维。人于天地之间，与鼓风动气之风箱原理亦一致，天地风动，四时转换，草木枯荣，生长收藏；人体之内，腔裹五藏，聚集六腑，呼吸气动，生命才鲜活。可见，人在天地之间，天地有风如橐籥是动态的，人之体有气可呼吸如橐籥也为动态，即人体气机的升降变化。

（三）三焦如橐籥

当把人体看成像天地一样的一个整体时，三焦的功能犹如橐籥一般，我们的皮、肉、膜、窍、隙结合在一起，就成为一个整体结构。这个结构外面覆盖着皮肉、中间支撑着骨骼、里面包裹着五脏六腑、其间布满了大小不一的经络，川流不息地通行着气血。它不仅可弯曲覆盖包裹脏腑气血，而且可以随着气息充盈、收缩。气息流动之时，三焦系统各部都在不断地开阖盈缩，气机也随之生化、传变，热而为气，寒则化液。我们的毛孔、皮、肉、骨、筋、膜、管、隙都在时开、时合，让诸气出出进进。

1. 三焦气化的源动力

在《难经·八难》中说："诸十二经脉者，皆系于生气之原。所谓生气之原者，谓十二经之根本也，谓肾间动气也。此五脏六腑之本，十二经脉之根，呼吸之门，三焦之原，一名守邪之神。"可见十二经脉的根本是生气之原，即肾间动气。这个肾间动气是五脏六腑的根本，十二经脉的根，呼吸之门，三焦之原，并将肾间动气的这种功能高度概括为"守邪之神"。《难经·六十六难》中又说："十二经皆以俞为原者，何也？然：五脏俞者，三焦之所行，气之所留止也。三焦所行之俞为原者，何也？然：脐下肾间动气者，人之生命也，十二经之根本也，故名曰原。三焦者，原气之别使也，主通行三气，经历于五脏六腑。原者，三焦之尊号也，故所止辄为原。五脏六腑之有病者，皆取其原也。""十二经皆以俞为原"，事实上是指十二经中的阴经是以俞为原的。《难经》认为阴经的俞穴是三焦行气的位置，而三焦所行的气正是肾间动气，为十二经脉的根本，所以尊称为"原"。"元气""原气""生气""肾间动气"，其实一义也，只是因强调的重点不同而致名称各异，如"元气"与"原气"强调的起始、开端、源泉、根源之义；"生气"强调的是生生不息之义，即生机；"肾间动气"偏重于强调运行不息之义，但四者皆可统称为"元气"。三焦气化的源动力正是元气。

元气由肾中所藏先天之精所化生，获得后天之精的资助而壮大，并遵循生命规律的变化而壮盛与衰亡。它通过三焦自下而上分布全身，从而激发和调控人体各脏腑的功能活动，故称其为生命活动的原动力，如：分布到肾则纳气归原，助肺完成宣发、肃降之能；分布到脾胃则激发其运化、腐熟之能，助脾胃化生水谷精微；分布到肝胆则助其疏泄之能，司气机升降之机；分布到心则助其运行气血，灌注血脉；分布到膀胱则助其蒸腾气化；分布到小肠则助其泌清别浊；分布到大肠则助其传导变化等。所以元气的有无关系到人体生命的存亡，是维系人体生命的根本，正如《难经·十四难》说："脉有根本，人有元气，故知不死。"同时，元气是人体正气的主要成分，通过三焦布散于外，可化为卫气，抗御邪气侵袭，卫护机体，即"守邪之神"。

2. 三焦主持诸气

《难经·三十八难》中说："脏唯有五，腑独有六者，何也？然所以腑有六者，谓三焦也，原气之别焉，主持诸气，有名而无形，其经属手少阳，此外府也，故言府有六焉。"《中藏经·论三焦虚实寒热生死逆顺脉证之法》中也提出："三焦者，人之三元之气也，号曰中清之府，总领五脏六腑。"正因为三焦有"主持诸气"这一特点，犹如囊篇一般，把人体的五脏六腑包含在内，囊括了"营卫，经络，内外左右上下之气"，以至于"三焦通，则内外左右上下皆通"。

比如，营、卫二气本是一个互相支持的循环状态。血化气、气变血应为一个经常性的动态。动态失常就为病态或死态。营、卫二气皆由谷气所化生，就其部位来说离不开上、中焦，但卫气彪悍，走上，出于上焦，营气入脉，上注于肺脉，乃化为血，以奉生身，有待上焦通达，又需下焦之气激发推动，既离不开三焦的统领与鼓动、生化，也与上、中、下三焦之部位关系密切。《灵枢·营卫生会》描述了一个"上焦如雾"的象，认为上焦气化并"宣发"肺气。《灵枢·决气》说："上焦开发，宣五谷味，熏肤，充身，泽毛，若雾露之溉，是谓气。"《灵枢·营卫生会》认为谷气由谷入胃，在三焦鼓动下气化，生为营、卫二气。"人受气于谷，谷入于胃，以传于肺，五脏六腑，皆以受气。其清者为营，浊者为卫。营在脉中，卫在脉外，营周不休，五十而复大会"。这个三焦气化的过程可描述为"泌糟化，蒸津液，化其精微"。在三焦气化下还可以生血变液，"中焦受气，取汁变化而赤，是谓血"。（《灵枢·决气》）"上焦出气，以温分肉，养骨节，通腠理，中焦出气，如雾如露，上注溪谷，而渗孙脉，津液合调，变化而赤为血"。（《灵枢·痈疽》）凡此种种，皆显示三焦气化与诸气关系密切。

3.三焦通行水液

《素问·灵兰秘典论》说："三焦者，决渎之官，水道出焉。"说明三焦为水液运化的通道。《灵枢·本输》又说："三焦者，中渎之府也，水道出焉，属膀胱，是孤之府也。"指出了三焦与膀胱的密切关系。《内经》《难经》有关三焦为水道的认识则是一致的，三焦能通行水液这一功能，学术界基本没有争议。《素问·脉解》说："水者，阴气也。"阴气主静而不能自行运动变化。水无气不运，水无气不化。水液之运化，必须在气的作用下才能发生。所以《难经·三十一难》说"三焦者，气之所终始也"。综合《内经》《难经》所论，可以得出这样的结论，即三焦实际上是在气的作用下所进行的水液运化的通道。三焦气治，水道通畅，则水液得以在体内正常运化。

《素问·阴阳应象大论》说："地气上为云，天气下为雨。"这种自然之象可以帮助我们理解体内水液运化的必然过程。由"饮入于胃"至"上归于肺"的过程即如同"地气上为云"。而从"上归于肺"之后所开始的"通调水道"，直至"下输膀胱"，即如同"天气下为雨"。《素问·阴阳应象大论》指出："天气通于肺。"说明了肺主天气而为水之高源，所以水液在三焦中的运化自肺而始。《素问·灵兰秘典论》说："肺者，相傅之官，治节出焉。"指出了肺气具有治节之能而可以维持水液在水道中的正常运化。若肺气不能主治节，则水液运化失常而可聚为水气。当然，三焦之水道失常不仅仅与肺气失于治节有关，在水液"下输膀胱"之前，还经常由于其他相关脏腑功能的失常而使得三焦不治，水气内生。所以，认识水气的产生，还应重视心、肝（胆）、肾等脏腑在水液运化失常过程中的作用。人体水液的代谢是肺、脾胃、肠、肾和膀胱等脏腑协调作用、共同完成的，但必须依靠三焦这个通道的气化，才能正常的升降出入。

（四）三焦的气化

三焦气化是一个生化传变之动态之象，状如囊籥，其功能在人体除鼓气、煽风与造火外，还腐熟五谷，蒸液、润泽、生化、发汗、升清、降浊与排泄。三焦的形态中包含了人体多个部位、多种器官，它是一个体系，而非一个器官，所以没有一定的形态，它是气机运行的通道。在这统一的整体中，由于其气化部位和功能的不同，《内经》将其分为上焦、中焦、下焦。需要注意的是，我们不应该拘泥于以上、中、下部位来分三焦，更需要关注的是上、中、下三焦之间气化功能的差异。

1. 上焦如雾

从上焦之象来看，《灵枢·营卫生会》称"上焦如雾"是讲上焦为饮食入于胃后，在三焦气化之初化阶段，化气若雾，雾气蒸腾而起的一个场所。在《灵枢·决气》中说："上焦开发，宣五谷味，熏肤，充身、泽毛，若雾露之溉，是谓气。"显然，《内经》所述三焦的功能重在气化，谷入气满，化在三焦，其气要升。上焦"开发"的意思是：三焦所化之气在"太阳"与"阳明"开阖之际，由上焦这个部位发散敷布，其气在升的过程中能熏、能充、能泽，能像雾露那样滋润与灌溉机体组织。所以上焦开发的象，特征为三焦所化之气在三焦之上部区域的"升"。当然，这个聚之于上焦，并从上焦升腾的气可能亦是混合之气：既有胃中五味所化并上升之精微之气，也有肺所吸入与呼出的清气与废气，更有三焦鼓动裹挟的元气、五脏六腑之气。在临床上，我们只要把握其气特征为升，如果其气不升，气虚、气滞、气闭都是病态。无论用针或用药都旨在促其气之化生，并使之"轻""举"，能升、能上行。不必刻意拘泥于心肺居上焦，或者"上焦出于胃上口"，如拘泥于部位上的上焦，则仅仅是粗浅的层次。

2. 中焦如沤

《灵枢·经脉》讲"手太阴之脉起于中焦"，看似从经脉意义上讲手太阴脉从中焦开始，其实其理论仍是谈气之运行。肺气所受的是中焦升发的三焦气化之气，此气不升，可由太阴肺经调节。《营卫生会》说"营出于中焦"，中焦之所出为"气""糟粕""津液""精微"与"血"，"中焦并于胃中"。这是讲水谷入胃后要化生为人体所需之营养，也要排出人体所不用之糟粕，这个化生与排出之过程是人与生俱来的功能与常态。在上焦初化、升气后所化不掉、排不出的糟粕也会下传待化、待排。因此，中部是三焦气化之进一步气化，是深度、细致加工的场所：其气不仅有升有降，承上传下，而且要升降有序，其所化生之气上升会上注人体结构组织，其精微会渗入血脉为血，其津液会滋润、灌溉与营养机体组织，其糟粕要下传至下一个场所有待下一步气化处理与排出。中焦之象是《灵枢·营卫生会》的"中焦如沤"。这与上焦气化之象稍有不同。中焦腐熟水谷，其特征为升清、降浊。中焦失衡，其气该升的不升，该降的不降，或升降之量失衡皆为病态，比如有无嗳气、胃脘胀痛、积食不化或食物返流、消谷善饥等证。而认识其平态就能通过对比与四诊合参找出合理的调理方法。然后无论用针或药，务必使中焦之气有上行之升，并有下行之降，以恢复三焦气化。

3. 下焦如渎

《灵枢·营卫生会》总结下焦之特征"如渎"。这提示我们无论何因引起的下焦气化失调病证，总以促决渎、疏通三焦为要，正基于此，后世医家提出以"重""沉"为下焦的治则。《灵枢·营卫生会》提到部位三焦意义上的下焦："营出于中焦，卫出于下焦""下焦者，别回肠，注于膀胱，而渗入焉，故水谷者常并于胃中，成糟粕，而俱下于大肠而成下焦，渗而俱下，济泌别汁，循下焦而渗入膀胱焉。"我们可以看出，这里注重的是三焦的气化功能，重在其气化所生之气会升腾而出，气化所生之津液会"别""渗""注""下"与"济泌"。而具体在哪个部位是轻虚带过的，似不重要。《内经》中论述下焦有16处。其中8处是从病理学意义上讲下焦之气化不利而出现的"溢""寒""胀""湿""留"等症状。《素问·宣明五气》指出下焦溢为水、膀胱不利为癃、心噫、肺咳、脾吞（酸）、肾虚、胃气哕、大肠泄、小肠泄、胆为怒等病一样，皆为"气所病"，即三焦气化不利而致病。

《素问·举痛论》中说："上焦不通，荣卫不散，热气在中……上焦闭，闭则气还，还则下焦胀。"经文虽然论述了下焦病与上、中焦的气化密不可分，实际上提示了我们：三焦是一个整体，其部位虽三，而实则为一，上闭则下胀，三部气机相通，密切相关。所以在临床实际过程中，需要我们不仅要从三焦的各个分部来考虑相关的问题，同时更加需要从三焦整体的角度来综合观察疾病的发生与发展。

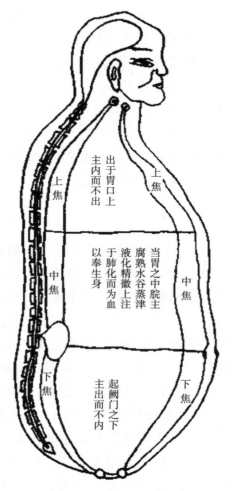

图2　明·李中梓《医宗必读·行方智圆心小胆大论》

二、气机升降与三焦气化

《素问·六微旨大论》中说："出入废则神机化灭，升降息则气立孤危。故非出入，则无以生长壮老已；非升降，则无以生长化收藏。是以升降出入，无器不有。"升降出入是气机运转的基本形式，无论是脏腑本身的气血流转，还是经脉之间的经气流注，以及脏腑与经脉之间的气血沟通，都存在这种基本的运动形式。所以无论是遣方用药还是辨经取穴，最终的目的就是需要恢复人体正常的气机升降。

（一）升降出入的理论渊源

从气机运转的角度来看，《道德经·第四十二章》中"道生一，一生二，二生三，三生万物"的观点，以及《易传·系辞上》中"易有太极，是生两仪，两仪生四象，四象生八卦"的论述，都指出了气机运动有层次高低的不同，最高层次是混沌不分，其次是阴阳升降出入，再次是生长化收藏。无论是"一生二"，还是"太极生两仪"，都说明混沌之元气在其变化过程中必然要呈现出阴阳对立的运动形式，而阴阳之间的升降出入变化是气机运转最重要的基本形式，同样也是气机能够进一步生长化收藏的基础，故《素问·阴阳应象大论》中云："阴阳者，天地之道也，万物之纲纪也，变化之父母，生杀之本始，神明之府也。"虽然在《素问》中谈及升降多以天地比象，如"气之升降，天地之更用也……升已而降，降者谓天；降已而升，升者谓地。天气下降，气流于地，地气上升，气腾于天，故高下相召，升降相因，而变作矣"。（《素问·六微旨大论》）又如"故积阳为天，积阴为地……清阳为天，浊阴为地；地气上为云，天气下为雨；雨出地气，云出天气"。（《素问·阴阳应象大论》）但是人作为自然的产物，人与自然是一个统一的整体，人体的升降必然与自然相类。

升降出入固然重要，但是我们还需要看到升降出入背后，阴阳"冲和"的状态。经云："阴在内，阳之守也；阳在外，阴之使也。"（《素问·阴阳应象大论》）"夫阴与阳，皆有俞会，阳注于阴，阴满之外。"（《素问·调经论》）"阴者，藏精而起亟也；阳者，卫外而为固也。"（《素问·生气通天论》）"阴阳相贯，如环无端。"（《灵枢·营卫生会》）这些经文都说明阴阳虽然分立内外，但彼此通过经脉腧会交流沟通，阴则起于内而达外，阳则守于外而固阴，最终达到阴阳相贯、如环无端的状态。阴阳升降出入以及彼此间的和合，则共同构建了一个"阴平阳秘"阴阳冲和的状态——平人："阳注于阴，阴满之外，阴阳均平，以充其形，九候若一，命曰平人。"（《素问·调经论》）

（二）升降出入的核心在脾胃

由阴阳之气的相互升降与冲和，演变出"生、长、化、收、藏"这种五行的气机运转形式，从而与五脏六腑的气机变化相合。根据吾师许彭龄教授"脾统四脏"的学术思想，五行气机轮转的关键，是中土的和化作用，而脏腑气机轮转的核心，是中焦脾胃的升清与降浊。

1. 土与中一

《易传·系辞上》中"两仪生四象"的论述，指出阴阳变化中或虚或实，偏离中庸，分居一隅：在阴阳曰少阳、太阳、少阴、太阴，在四方曰东、南、西、北，在四时曰春、夏、秋、冬。这种"四象"的阴阳模式，其实缺少了"中"，缺少了阴阳冲和的过程，所以它是一种偏颇的状态。而在《黄帝内经》中，多次以"四时五行"并见，揭示了四象是相对不平衡、不稳定、有偏性的状态，而具备中土冲和的五行才是生理的本质。《尚书·洪范》："水曰润下，火曰炎上，木曰曲直，金曰从革，土爰稼穑。"木火金水四行应天之生长收藏，周天之时，交替轮转，而土贵居中，独不主时。《素问·阴阳类论》中设问"五中之中，何脏最贵？"并对雷公不明"四时五行"之经义，以五行平分四时而各主七十二日说法进行批判，揭示旺于四季之脾实则最贵。两仪、四象、八卦乃至于六十四卦，这些都是异常阴阳失衡状态，在维持阴阳动态平衡的状态中，无论如何也都少不了"中一"的冲和。而作为五行之中的土是最具备"道生一"的冲和之性，正因为中土的冲和之力，即斡旋作用，才能维持木火金水四行正常的升降出入，使之四象轮转，交替往复。

2. 脾统四脏

许老"脾统四脏"的学术思想来源于《黄帝内经》，如"脾者土也，治中央，常以四时长四脏，各十八日寄治，不得独主于时也。脾脏者常著胃土之精也。土者生万物而法天地，故上下至头足不得主时也"。（《素问·太阴阳明论》）又如"食气入胃，散精于肝，淫气于筋。食气入胃，浊气归心，淫精于脉。脉气流经，经气归于肺，肺朝百脉，输精于皮毛。毛脉合精，行气于腑，腑精神明，留于四藏……饮入于胃，游溢精气，上输于脾，脾气散精，上归于肺，通调水道，下输膀胱，水精四布，五经并行。合于四时五脏阴阳，揆度以为常也"。（《素问·经脉别论》）脾胃运化需与心、肝、肺、肾各脏功能协同而完成，其他脏腑也都离不开脾胃后天之精的不断供养，才能发挥各自的生理功能。正如《四圣心源·脏腑生成》所云："阴阳肇基，爰有祖气，祖气之内，含抱阴阳，阴阳之间，是谓中气，中者土也。土分戊己，中气左旋为己土，中气右旋为戊土，戊土为胃，己土为脾。己土上行，阴升而化阳，阳升于左则为肝，肝升于上则为心。戊土下行，阳降而化阴，阴降于右则为肺，降于下则为肾。肝属木，心属火，肺属金而肾属水，是人之五行也。"脏腑生化之源在于中气之运化，即脾胃之气。脾胃之气旺则脏腑之气旺；脾胃之气衰则脏腑之气衰。脏腑之气的升降变化，亦根源于脾胃之气。而脾胃转输失职，可致体内精微物质不能正常运化，聚湿生痰，导致痰阻气机，使脏腑气机失于调畅，进而又碍血液的正常运行，遂痰与瘀血相互胶结，久而成痰瘀互结之势，进而产生一系列虚实夹杂的病证。黄元御在《四圣心源·中气》中亦云"四维之病（肾水、心火、肝木、肺金），悉因中气，中气者和济水火之机，升降金木之轴……中气不运，升降反作，清阳下陷，浊阴上逆，人之衰老病死，莫不如此"，脾胃之重要性，可见一斑。

3. 法在和化

和化思想是许老针对脾胃生理功能所设，并依据《素问·阴阳应象大论》"辛甘发散为阳，酸苦涌泄为阴"的观点，拟定"辛甘化阳、酸甘化阴"之法，以干姜、甘草、诃子、肉苁蓉为代表创立和化汤。虽然"太阴湿土，得阳则运，阳明燥土，得阴自安，酸得甘助而生阴，辛与甘合而生阳，阴阳相生，中气自立"，但是我们更需要恢复脾胃正常的升清与降浊，在用药上可以选择偏于灵动而避免滞腻的药物。

如桂枝汤之"辛甘化阳、酸甘化阴"法。桂枝汤出自《伤寒论》，虽首见于太阳病篇，却在三阴三阳诸篇均可见其本方或类方，其关键原因在于桂枝汤有调和营卫之性。营卫者，根源于下焦，生成于中焦，敷布于上焦；来源于水谷，化生于脾胃，得先天肾气之充而周行五脏六腑、胸腹四末、分肉皮肤。《素问·痹论》云："荣者水谷之精气也，和调于五脏，洒陈于六腑，乃能入于脉也。故循脉上下贯五脏，络六腑也。卫者水谷之悍气也。其气慓疾滑利，不能入于脉也。故循皮肤之中，分肉之间，熏于肓膜，散于胸腹。"这段经文明显提示营卫具有"流动"的特性。桂枝汤以桂枝、甘草辛甘合化为阳以充实卫气，芍药、甘草酸甘合化为阴以濡润营气。桂枝辛温发散，温通阳气，主动之性自不必多说；味酸收敛如芍药者却也是主动不主静，《神农本草经》谓其"主治邪气腹痛，除血痹，破坚积"，而《名医别录》亦言其能"通顺血脉，缓中，散恶血，逐贼血，去水气，利膀胱、大小肠，消痈肿……"所以桂甘、芍甘的这种搭配，一方面使营卫阴阳表里并行而不悖，刚柔相济以为和，另一方面则是促进营卫的调畅与运行。营卫的周身运转，是人体气机的运动的一部分，也是以脾胃为中心气机升降出入的外在表现。当外邪侵袭、营卫失和，就会引起脾胃气机升降的失常，如呕逆（《伤寒论·辨太阳病脉证并治上》第3条）、干呕（《伤寒论·辨太阳病脉证并治上》第12条）。反之，营卫调和，亦可使脾胃气机恢复正常的升降出入。

当我们把着眼点从脾胃虚弱无力运化，转移到脾胃升降失常时，就是从静态观察脾胃到动态观察脾胃的转变。当我们动态观察脾胃，关注其气机升降是否正常时，不仅制方选药要顺应脾肾升清降浊的气机特征，辨经取穴也要致力于恢复气机的调畅。而这，也是临床上运用腹针疗法来构建恢复腹部气机升降的理论基础。

（三）升降出入的切点在木金

切点是几何学里的名词，是切线和曲线相交的点。在圆周运动中，作用在切点的切向力则能获得最大切向加速度，从而使物体持续做圆周运动。而在人体中，气机的升降出入、生长收藏正是一个圆运动。以土为中心的五行方位图——左木右金，上火下水，土居中州，这种五行方位分布，很好地诠释了脏腑之间的气机变化，而在这个气机变化的圆运动中，四正位的切点是维持气机轮转的关键，尤其是木和金。（图3）

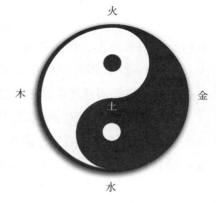

图3　五行方位图

1. 左木右金

在中国传统文化中，非常重视二分（春分、秋分）、二至（夏至、冬至），认为这是自然气机升降变化的一个节点。二分点是阴阳出入的转变，二至点则是阴阳本质的转变。春分秋分对气机升降的影响巨大，以至于古人每每谈及五行升降，结合《素问·刺禁论》中"肝生于左，肺藏于右"的说法，总以"左木肝升，右金肺降"代指。

所以，最重要的是木、土、金三个位置：木应春气主升，金应秋气主降，土居中州主冲和，即《素问·六节藏象论》中云："肝者，罢极之本……此为阳中之少阳，通于春气""肺者，气之本……为阳中之太阴，通于秋气""脾、胃、大肠、小肠、三焦、膀胱者、仓廪之本……此至阴之类，通于土气。"木、土、金三者又自分阴阳，阴阳中又含升降，即左路乙木肝为阴，主升，甲木胆为阳，主降；中州己土脾为阴，主升，戊土胃为阳，主降；右路辛金肺为阴，主升，庚金大肠为阳，主降。肝为升中之升，大肠则为降中之降，此二者无疑是五行外环气机轮转中，对升降影响最大的两个脏腑。所以我们可以根据圆周运动的原理，把木和金形象地比喻为气机圆周运动里两个重要的切向分力，来保证人体气机圆运动的持续和流畅。当肝气郁滞，肝气升发无力，极易横逆克犯中焦，出现痞满呃逆、反酸烧心等症状，同样当肠腑塞滞、传导失司、燥屎内结，轻则心烦腹满、温温欲吐，重则发热谵语、独语如见鬼状。

2. 辛开苦降

肝通春气，其性当应春天生升之象，故肝喜条达而恶抑郁。肝喜条达是其生理特性，《素问·脏气法时论》云："肝欲散，急食辛以散之，用辛补之，酸泻之。"其中辛以散之、以辛补之正是为了顺应肝升发之性。而大肠为传导之官，传化物而不藏，《素问·五脏别论》云："夫胃大肠、小肠、三焦、膀胱此五者天气之所生也，其气象天，故泻而不藏。此受五藏浊气，名曰传化之府，此不能久留，输泻者也。"所以，从气机升降角度来看，"辛甘发散为阳"，以顺肝气生升之性，"酸苦涌泄为阴"，以使肠腑顺降传化糟粕。例如，在临床上针对中焦气机郁滞，湿热痰浊蕴结，木乘土位的病机，可用吴茱萸、干姜与黄芩、黄连或胡黄连配合使用，寒温并用，达到辛开苦降的作用。

可见半夏泻心汤及其类方虽是"辛开苦降"的主要代表，但辛开苦降之法并非泻心剂所独有。实际上，"辛开苦降法"的应用并不局限于泻心汤类方，也不局限于中焦脾胃，推之可及上中下三焦，仅是湿热一证，根据病位之深浅，可有杏仁配豆蔻薏苡仁、苍术配麻黄、藿香配厚朴、吴茱萸配胡黄连、苍术配黄柏等诸多变法。而在针灸上，则注重合谷配太冲、内关配公孙、三阴交配绝骨、丘墟配照海等腧穴之间的搭配以达到恢复气机升降的目的。

（四）升降出入的通道在三焦

对于三焦的认识仍需不断完善和充实，目前比较确定的是：三焦是人体气、水运行的通道，同样还是气机升降出入的通道。

1. 三焦为六腑之一

无论后世针对三焦的概念有多少争议，应重新回归经典。首先在《素问·金匮真言论》出现三焦的论述——"肝心脾肺肾五脏皆为阴，胆胃大肠小肠膀胱三焦六腑皆为阳"，并明确指出了三焦为六腑之一。在《素问·灵兰秘典》中首先指出了"三焦"的功能——"三焦者，决渎之官，水道出焉"。"脾、胃、大肠、小肠、三焦、膀胱者、仓廪之本，营之居也，名曰器，能化糟粕，转味而入出者也"。（《素问·六节藏象论》）"夫胃大肠、小肠、三焦、膀胱此五者天气之所生也，其气象天，故泻而不藏。此受五藏浊气，名曰传化之府，此不能久留，输泻者也"。（《素问·五脏别论》）指出其同样具备六腑的功能，传化糟粕。而后世惑于《难经》三焦"有名无形"之说，尝试将三焦落实到实体脏器，其实大可不必。中医对于五脏六腑的认识，有气化脏腑与实体脏腑之分，我们在讨论脏腑功能时，其实更关注"气化的脏腑"，既然是气化的脏腑，自然可以是无形，所以《难经》针对三焦"有名无形"之说，恰恰指出三焦是气化的脏腑。

2. 三焦具气化之能

但是三焦这个气化的脏腑却有其独特之处：在《黄帝内经》中，三焦常与膀胱并见，如"三焦者，中渎之腑也，水道出焉，属膀胱，是孤之腑也，是六腑之所与合者"。(《灵枢·本输》)"肾合三焦膀胱，三焦膀胱者，腠理毫毛其应……肾应骨，密理厚皮者，三焦膀胱厚；粗理薄皮者，三焦膀胱薄。疏腠理者，三焦膀胱缓；皮急而无毫毛者，三焦膀胱急。毫毛美而粗者，三焦膀胱直，稀毫毛者，三焦膀胱结也"。(《灵枢·本脏》)提示了三焦和膀胱都是水道，并且都具有气化水液的功能，膀胱气化的动力是肾气，而三焦气化的动力则是通行于三焦的元气。《难经·六十六难》云："三焦者，原气之别使也，主通行三气，经历于五脏六腑。"《难经·三十一难》云："三焦者，水谷之道路，气之所终始也。"由此我们可以看出，这个本身是气化脏腑"有名无形"的三焦，不仅具有气化水液的功能，而且还"经历五脏六腑"。它实际上是脏腑之间气机运转的通道，而且这条通道充斥全身上下，在内包含心肺——上焦、脾胃——中焦、肝肾——下焦，在外则与膀胱协同，合于腠理皮毛。正如李东垣在《医学发明·三焦统论》中云："三焦有名无形，主持诸气，以象三才之用，故呼吸升降，水谷往来，皆恃此以通达。是以上焦在心下，主内而不出；中焦在胃中脘，主腐熟水谷；下焦在脐下，主分别清浊，出而不内。"而作为气化三焦动力的元气，一方面来源于中焦运化的水谷精微，一方面与人体气机升降出入相互影响。

王居易曾对三焦气化有"蒸包子"（图4）的比喻，非常形象。人体气化功能的完成，正是由上中下三焦脏腑的机能正常并且互相协同的结果。

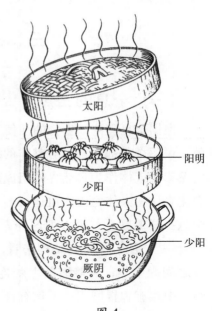

太阳

阳明

少阳

少阳

厥阴

图4

3. 三焦为升降之钥

人体真气运行的通道主要有二：一为"内联脏腑，外络支节"的经络，二为脏腑之间真气运行的通道，即三焦。经络与三焦有一个共同点——有名无形，其实是人体的真气构建了这两个通道，使气血津液在其间流注，相贯无端。《中藏经·论三焦虚实寒热生死逆顺脉证之法》云："三焦者，人之三元之气也，号曰中清之腑。总领五脏六腑，荣卫经络，内外左右上下之气也。三焦通，则内外左右上下皆通也。其于周身灌体，和内调外，荣左养右，导上宣下，莫大于此者也。"可见三焦在人体气化以及气机运转中的作用至关重要。如果说脏腑之间的气机运转是五行系统的升降出入——左升右降，三焦则是人体沟通内外的气机升降形式。但是即便三焦作用如此重要，中焦脾胃正常的升降出入依旧是三焦气化的原动力。

我在腹针神阙布气学说的基础上提出了腹三焦理论，针对人体气机升降失常创立了阴都、肓俞、气穴肾经三焦取穴法，以及梁门、天枢、水道胃经三焦取穴法。同时将三焦气机运转的理论运用到治疗由于情志不畅导致气郁不通的一类病症，均取得了良好的临床疗效。

三、三焦观"象"

（一）全息的三焦

根据全息理论，生物的任何一个小部分都具有整体一切部分的信息。也就是说每个小部分都具有整体的缩影。从中医学的角度来看，人体也是自然的缩影。人体作为自然界的组成部分之一，古人常常用自然界的气机运动与变化来比喻人体之内气血运行的状态，我们与所处的自然环境之间存在着像全息一样的联系，古人把这种人与自然的统一关系论述为"天人相应""天人合一"。从人体解剖结构来看，横膈以上为上焦，横膈至两侧髂前上棘连线之间为中焦，两侧髂前上棘连线以下为下焦。从脏腑位置来看上焦有心肺；中焦有脾胃肝胆；下焦有肾。而从功能来看，心肺属上焦，脾胃胆属中焦，而肝肾属下焦。根据全息理论，人体任何一个部位都可以反应三焦的信息，我们通过这些部位就可以采集到三焦的信息。古人在长期的临床实践中观察到，舌象和脉象可以客观反映体内脏腑阴阳气血的虚实，所以将其作为四诊的重要内容。我们不仅可以从人体的部位来分三焦，同样可以从舌象、脉位来分三焦，也可以从头部、背部、腹部的腧穴来分三焦。具体来说，舌前应心肺，主上焦；舌中应脾胃，主中焦；舌根应肾与命门，主下焦；舌两边应肝胆，主枢机。脉诊中寸部应上焦心肺，关部应中焦脾（胃）肝（胆），尺部应下焦肾（命门）。

（二）如何观象辨三焦

我个人理解，所谓观象，就是通过人的感官去采集事物的表象、征象、趋象、体象的信息过程。中医学对疾病的诊断是望、闻、问、切四诊合参，它是通过对人的气色、神情、体态、气味、声音、脉象及生活习惯、环境等分析，对人形成整体的印象，以察其生命活动的失衡之处，得出的结论不是某种病菌或病毒，而是人体生命活动平衡的偏离所表现的"象"，并根据这个"象"提出治疗。中医诊断结果体现的是某种整体的、综合的象，虽然有一定的模糊性，但却具有很强的操作性。在四诊中，"象"对于中医诊断的重要性最典型的莫过于望诊和脉诊了。望诊的每一项内容都有特定的含义，这种含义并不是逻辑的推理，而是医者长期以来对于人体外在表现的领悟，即对象的慧然体悟。在望诊的内容中，从舌象、面部神色、行为举止、环境等所得之象的基础上，我们则能够提炼出其背后所蕴含的病机特点，正所谓望而知之。中医的脉诊更是取之以象的典型方法，《黄帝内经》中的"象"特指脉象。《灵枢·邪气脏腑病形》曰："色脉与尺之相应，如桴鼓影响之相应也，不得相失也，此亦本末根叶之出候也，故根死则叶枯矣。"形象地说明血在脉道中的流动情况，故脉诊亦称之为"脉象"。《素问·脉要精微论》中所说"长则气治，短则气病；数则烦心"，更是提示我们要通过揣摩脉象与疾病之间的关系，以象会意，去探究其隐含的病机特点。所以在临床上，我们要认识四诊合参的重要性，不仅是综合舌脉，还可以结合腹诊、经络诊察、临床症候等多方面信息来进行辨证。

藏（zàng）者，藏（cáng）也，指隐藏于体内的脏腑等脏器，其所以称"藏"，一是因其主体藏于内而不露于外；二是因其中多藏蓄有精气血液或水谷等物。象，征象、表现之意，又可通"像"。故王冰次注《黄帝内经素问》云："象，谓所见于外，可阅者也。"张志聪《素问集注》亦云："象者，像也。论脏腑之形像，以应天地之阴阳也。"实际上，藏象也包括经络的内容，《素问·调经论》中云："心藏神、肺藏气、肝藏血、脾藏肉、肾藏志，而此成形。志意通，内连骨髓，而成身形五脏。五脏之道，皆出于经隧，以行血气。"说明经络是运行脏腑气血的通道。《灵枢·经别》云："人之合于天道也，内有五脏，以应五音、五色、五时、五味、五位也，外有六腑，以应六律，六律建阴阳诸经，而合之十二月、十二辰、十二节、十二经水、十二时、十二经脉者，此五脏六腑之所以应天道。"由此可见，藏象的内容其实非常丰富，在临床中，纷繁复杂的藏象表现，一方面可以给我们提供确凿的病机特点，但同时也对我们辨识临床病机造成了很大的干扰。如何从众多的临床表现中来辨识哪个是最有用的、最有意义的症状，显得至关重要。舌脉与病症的结合，是准确把握藏象本质的关键。所以，我们不仅需要牢牢掌握舌脉的辨证特点，还要去挖掘每种疾病"象"的特点及其背后的意义。

（三）辨舌

舌与五脏六腑有着密切的联系，其联系主要通过经络来实现，如脾、肝、心、肾经的循行直接连接到舌的部位，有些经络虽然与舌无直接联系，但通过经络配属与舌有间接的联系。舌靠脏腑气血的滋养，脏腑病变会影响气血的正常输布而反映于舌，故舌是五脏六腑之外候。清代俞根初云："舌以候元气之盛衰。"舌诊对临床诊断、辨证有较大价值，一些疾病通过察舌即可以得出寒热虚实表里之印象，甚至能推知患病的脏腑，"视唇舌好恶，以知吉凶"。（《灵枢·师传》）

舌体由脾气而生，舌苔由胃气而生，观舌体与舌苔，在脾胃中固然重要，但临床中的关键是通过舌体、舌质、舌苔的动态变化，来判断人体正气与胃气的盛衰。如《医门棒喝》中云："观舌质可验其正之阴阳虚实，审苔垢即知邪之寒热虚实。"有一分胃气就有一分正气，所以我们在临床上就必须通过查看舌体的胖、瘦、嫩、老，舌质的神、色、荣、枯、润、燥，舌色的红、淡、暗、紫，舌苔的薄厚色泽等来观察判断疾病的转归——"顺"还是"逆"。

1. 舌象分区

中医学强调"天人相应"的整体观，并认为人体是一个相互协调、相互依赖的有机整体，就各脏腑的生理位置及特性而言，心肺居于上焦宜降，肝肾居于下焦宜升，脾胃居于中焦为气机升降之枢纽。从全息学的角度来看，舌的变化反映着脏腑的变化，是人体的一个缩影，具体也有上中下之分（图5）：

舌前应心肺，主上焦；

舌中应脾胃，主中焦；

舌根应肾与命门，主下焦；

舌两边应肝胆，主枢机。

可见舌是人体的全息，舌象是反映人体的一面"镜子"，那么它也会反映人体气机的升降状态。

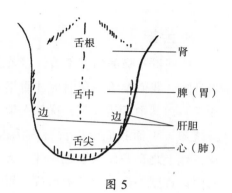

图 5

2. 舌色

舌作为肌性器官，依赖于神经与大量微血管的滋润与濡养。舌色是舌微血管循环乃至全身循环的反映，与血液循环是否通畅、血管结构、血红蛋白含量、乳头的分布、上皮结构是否正常密切相关。《中医诊断学》将舌色分类为：淡白、淡红、红、绛、紫、青等。我们从气化的角度来看，从"青→紫→暗→淡白→淡红→红→绛"的过程，其实就是气机从束缚太紧、升发不足到升发太过、收敛不足的表现。

一般认为淡红舌为正常舌色，为气血上荣的表现，提示心气充足、阳气布化。（彩图 1）

舌色从淡红到红，无论是阳气本身有余还是阴虚不能敛阳，都预示着阳气升发太过的内在病机。无论是实热证还是虚热证，这都是有"邪热"存在的一种外在征象。（彩图 2、彩图 3）

绛舌为深红色，较红舌更深，提示着热势更盛（彩图 4）。如果气机久久不能收敛，必然会导致阴气的耗竭，舌体转为瘦小，舌色转为绛紫。温病以舌色深淡来预测热邪深浅，舌色越深表明邪陷越深。舌色红绛表明邪气已经从气分走入营分。

淡白舌颜色较淡红舌浅，则提示阳气亏虚，气化不足，导致生化阴血功能减退，因此舌色较淡，主虚寒或气血两亏。一般来说淡白舌的病性证候要素中，以阳虚、血虚、气虚最为多见。（彩图 5）

而暗舌、紫舌甚至青舌是阳气进一步亏虚，气化不足，不仅有气血生化不利，还有气血的瘀滞。所以临床上我们往往在慢性肺源性心脏病、冠状动脉性心脏病、胰腺疾病、糖尿病、癌症等疾病中经常见到暗舌、紫舌。（彩图 6）

3. 舌苔

从气机升降的角度来看，舌苔犹如大气中的浮云，其本质实为气的生化与升降。我们察舌观象时应注重培养取类比象的思维方式，舌象主要为舌质和舌苔，其中舌质在下，犹如大地，而舌苔在表，犹如地气上蒸而形成的浮云之象。下面我们就以舌苔为例来具体探讨一下：所谓苔者，如石上之苔藓，地上之青苔，水上之浮萍，天上之云彩，而在人体即为舌苔，以上名虽不同，理则一致。舌苔的形成是胃气升降的结果，其实胃气并非开始就是下降的，而是先上升即"上输于脾"和"上归于肺"，而后再下降的。在阴阳平衡的条件下，胃气在上输于脾和上归于肺的过程中，会上蒸于舌体表面而形成一层薄薄的苔质。因此，舌苔能够如实反映人体气机的升降与运化状态。气聚则形成白苔，气聚久而不散，渐而化热则形成黄苔（彩图7）；气机运化太过且郁而不发则舌苔致密（彩图8）；气机运化不及且薄而易散则舌苔疏少，故虚弱的人少苔或无苔（彩图9）；这都是气机升降运化失常的结果。同样，我们也可以通过舌苔分布的均匀情况来判断病变部位与脏腑，如舌体前部苔多则提示气聚上焦，根部苔厚则提示提示气聚下焦，中部苔少或凹陷则提示中焦虚弱，局部舌苔剥落则代表某部分脏腑气机运化失常。再比如，外感不解，舌苔由白逐渐变黄，这提示气机升发失常且开始郁而化热，其实质乃是体内气机升降失常，斡旋周流不畅所致，平时要细察自然万象，充分发挥意象思维，方可参悟其中深意。

下面再举几个特殊舌苔的例子来进一步说明：

（1）气郁舌：其常见表现有以下两种：①舌体中间有深浅、长短不一的纵纹，这是气机郁结的一种表现。因为肝主疏泄、喜条达，若其升发之气受阻，就会倾向于折叠，如纸张折叠而形成褶皱同理，反映到舌象上就会出现纵纹。②舌体两边挂两列苔道，此为气机升降失常，气泛两边所致。具体原因为肝气携浊阴上逆冲撞，积泛舌体两边而形成两列苔道。（彩图10 舌中纵裂纹，两侧隆起苔道）

（2）裂纹舌：此种舌象最能体现人体内气机升降出入失常的情况，其中横裂纹代表上下气机不通；竖裂纹代表左右气机受阻。究其原因为，气机郁滞而上下或左右不能交通，则气血不能濡养舌面而出现裂纹。其中有一种情

况比较常见，即一条裂纹把舌苔分成左右两边，这是最为典型的气机不通的表现。（彩图 11 舌中裂纹）

（3）局部剥苔：这种舌苔代表局部气机不畅，而且其出现的部位，往往就是病变部位。剥苔是气弱的表现，如外感风寒后会出现剥苔，这是寒邪偏盛、正气虚衰所致，温阳散寒使气机周流恢复，剥苔就会消失。（彩图 12 舌尖局部剥苔）

4. 舌体

察舌体包括舌体的瘦小、正常和胖大三方面。胖大舌较正常舌大，与阳虚不能运化水湿有关，脏腑上与脾、肾关系密切，脾主运化，运化包括水液和精微两部分。脾胃功能失调，水湿、痰饮停留于舌面，导致舌面胖大。肾主水液，肾脏代谢水液功能受阻，也会影响到舌的津液输布，因此胖大舌与脾肾密切相关。西医学对胖舌形成的原因概括如下：血浆蛋白减少，渗透压降低，组织水肿而透明度降低，血色难以显露因此舌体胖、质嫩、色淡白。舌胖嫩是机体营养不良，尤其是蛋白质缺乏的早期表现。瘦小舌为舌体瘦小枯薄者，瘦小舌比正常舌偏小，形成原因主要与虚有关，虚则总因气血不足不能涵养舌体，或阴虚火旺，阴津不足、虚火煎熬而成为瘦小舌。西医学认为瘦小舌的形成原因是舌体血液供应不足，肌肉和黏膜萎缩，因此舌体瘦小。临床上辨证为阴虚的慢性消耗性疾病，如肺结核、癌症晚期等常见瘦薄舌。

在临床上我们还能碰到两种典型状态的舌型，一种是舌尖＜舌根的尖舌（彩图 13），一种是舌尖＞舌根的胖舌（彩图 14）。

如果我们用一个三角形△来表示舌体，三角形的上部为舌根，下部为舌尖。如果舌体"尖"，即呈现出一个"▽"型（舌尖＜舌根），从气机升降的角度来说是升发太过，缺乏收敛的状态，所以在临床上多见于一些内有邪热、扰动心神的患者，由于心火内扰，心神失藏，心阴耗伤，可见心悸、失眠、胸痛、胸闷及皮肤瘙痒等症状。还可见于一些肝气内郁，肝火内炽的患者，也同样是因为气机升发太过，失于敛藏，肝火内盛，甚则肝阳上亢，临床表现可见偏侧头痛、眩晕及胁肋疼痛（带状疱疹）等。

舌体"胖"，呈"△"型（舌根＜舌尖），反映的气机状态正好与尖舌相反，属于沉滞于下，气化无力，宣发不达的状态，根本原因是由于阳气不足或者三焦郁滞，气化不利。从脏腑归属上来说多见于脾肾二脏的问题。临床此类患者病理表现常常表现：①中焦气机升降失和，脾胃受纳运化失司，主诉多为嗳气、胃痛、嘈杂、痞满、呃逆、呕吐、泄泻等证。②肝气壅滞导致的中焦失和，多表现为胁肋疼痛、眩晕、偏头痛、项部僵急、经前乳腺胀痛等。③下元亏虚、痰饮停滞，临证多见"脾肾两虚"证，以腰痛、膝酸、水肿、夜尿频、健忘、耳鸣如蝉、听力减退等为主症。

5. 齿痕

齿痕舌是指舌体边缘见牙齿的痕迹（彩图 15），又名齿印舌，多因舌体胖大而受齿缘压迫所致，是异常舌形的一种，对临床辨证论治有很大的指导意义。齿痕舌出现的根本原因是气化不利导致水湿内生，而导致气化不利的原因可能是由于脾胃本身的虚弱，不能运化水湿，也有可能因为湿邪或者食滞导致的中焦运化失司，甚至是肝木过旺，乘克脾土。如在清代刘恒瑞《察舌辨症新法·看舌八法》记载："湿热之症，舌质胀大满口，边有齿印。"曹炳章《彩图辨舌指南·观舌之心法》也说："凡舌质……如湿热有痰之症，舌质胀大满口，迹有齿印。"秦伯未等所著《中医临证备要·舌边锯痕》中指出"舌边缘凹凸不齐如锯齿状，为肝脏气血郁滞"。所以在临床上，切不可见到齿痕舌便认为是脾虚湿盛，要根据其他症状、体征，四诊合参，正确辨证施治。

我们现在一般对齿痕的数目进行量化，舌形上存在 1 ～ 2 个为轻度齿痕，3 个以上为重度齿痕。

6. 裂纹

裂纹舌是指舌面出现多少不等，深浅不一，面积大小不同的各种形态明显的裂痕或裂沟。其形状有深如刀割剪碎的，有横直皱纹而短小的，有纵形、横形、人字形、井字形、爻字形，以及辐射状、脑回状、鹅卵石状等。裂纹一般是从舌的中心线向前或向后、向侧面辐射呈叶脉状。可出现于全舌面，也可偏见于舌尖部、舌前部、舌两边侧、舌后部，但总以舌前部为多见。需要注意的是，这里说到的"裂纹"舌，与前文舌苔中的裂纹舌不同，前者是增厚的舌苔出现的裂纹，而这里是舌质的裂纹。两者产生的原因和反映的病机都不同，所以在观察舌象时必须分辨明晰。

裂纹的产生同样与气化不足相关，是由于气化不利，水液无法变成津液，不能濡养所致。所以同样是气化不利，齿痕舌是由于水湿，而裂纹舌则由于津液不足。津液不足是最主要的病机，在临床上，可以表现为单纯的津液不足，甚至阴血亏虚，还可以表现为气阴两虚（彩图 16），以及在气虚基础上的水湿与津伤并存的病机（彩图 17）。所以在临床上必须仔细观察、深入分析。

7. 舌象动态变化

在疾病发展过程中，无论外感或内伤，都有一个发生、发展及转归的变动过程，舌象作为反应疾病的敏感体征，亦会随之发生相应的改变，通过对舌象的动态观察，可以了解疾病的进退、顺逆等病变势态，如《彩图辨舌指南·辨舌之颜色》中所说："苔色由白而黄，由黄而黑者，病日进。苔色由黑而黄，由黄而白者，病日退。"长期的动态观察舌象的变化会更加可靠地揭示舌诊特点和规律；掌握舌象与疾病发展变化的关系，可以充分认识疾病不同阶段所发生的病理改变，为早期诊断、早期治疗提供重要依据。

比如：中风病舌象变化特点为舌质淡红、舌苔薄白时，提示病情较轻，预后良好；舌质淡红转为红、暗红、红绛、紫暗，舌苔黄腻或焦黑或舌下络脉怒张提示风痰化热，瘀血阻滞；舌质暗红、紫暗转为淡红，舌苔渐化，提示病情趋于稳定好转。又如：慢性胃病患者胃黏膜与舌质的对应动态变化规律我们可以看到，淡红舌时相对应的胃黏膜色泽以粉红、鲜红为主，红舌时对应的胃黏膜色泽以粉红、鲜红为主，紫暗红舌时对应的胃黏膜色泽以鲜红、紫暗为主，暗淡舌时对应的胃黏膜色泽以鲜红为主。胃病轻浅时，舌质多无明显变化，但随着疾病的发展，红舌、青紫舌逐渐增多，舌质也由淡红→鲜红→青紫或瘀点→裂纹而变化发展。

（四）辨脉

四诊合参，缺一不可，而脉诊又是重中之重。吾师许彭龄教授曾言，脉象能提供患者 70%～80% 的信息，比如病因、病机、体质等。脉诊也是为我们把关的重要诊察手段。我们不仅可以凭脉来判断危重急症的病理本质，还可以对疾病的基本性质、发展方向与预后起到把关作用。

1. 独取寸口

独取寸口的诊脉方法，最早载于《黄帝内经》。《素问·五脏别论》说："气口何以独为五脏主？曰：胃为水谷之海，六腑之大源也，五味入口，藏于胃以养五脏气，气口亦太阴也，是以五脏六腑之气味，皆出于胃，变见于气口。"气口即为寸口、脉口。《素问·经脉别论》又曰："食气入胃，精气归于肺，肺朝百脉，气归于权衡，权衡以平，气口成寸，以决生死。"所以在《难经·一难》中就确立了后世脉诊的定位："寸口者，脉之大会，手太阴之动脉也……寸口者，五脏六腑之所终始，故法取于寸口也。"说明寸口位于手太阴肺经的原穴部位，是脉之大会。手太阴肺经起于中焦，所以，在气口可以观察脾胃的强弱。肺朝百脉，全身气血循行流经肺脏，汇聚于寸口，故五脏六腑的生理病理变化均可影响肺经而反映于寸口。因此，独取寸口便可测知是脏腑的病变。

其实从全息的角度来看，寸口的脉象变化反映的是人体整体的气机变化。王叔和传承了《难经》寸口三部的脏腑归属，在《脉经》中说："心部在左手关前寸口是也，即手少阴经也。与手太阳为表里，以小肠合为府。合于上焦，名曰神庭，在龟尾下五分。肝部在左手关上是也，足厥阴经也。与足少阳为表里，以胆合为府。合于中焦，名曰胞门，在太仓左右三寸。肾部在左手关后尺中是也，足少阴经也。与足太阳为表里，以膀胱合为府。合于下焦，在关元左。肺部在右手关前寸口是也，手太阴经也。与手阳明为表里，以大肠合为府。合于上焦，名呼吸之府，在云门。脾部在右手关上是也，足太阴经也。与足阳明为表里，以胃合为府。合于中焦脾胃之间，名曰章门，在季胁前一寸半。肾部在右手关后尺中是也，足少阴经也，与足太阳为表里，以膀胱合为府。合于下焦，在关元右。左属肾，右为子户，名曰三焦。"《脉经》明确了寸口的三焦分部及其脏腑归属，并且详尽地为三部所主脏腑进行了细致的定位，后世医家大都沿袭这种分法。王叔和把三焦定位在右尺，与《难经》的命门并不矛盾（表1）。因为命门为元气出入之门，而三焦是元气的通道，二者候的都是元气的盛衰。

表1　寸口三部所主

	左寸	左关	左尺	右寸	右关	右尺
《难经》	心、小肠	肝、胆	肾、膀胱	肺、大肠	脾、胃	肾、命门
《脉经》	心、小肠	肝、胆	肾、膀胱	肺、大肠	脾、胃	肾、三焦

我们在临床诊脉中要以从整体到局部的方法，观察气化的状态。同时需要进一步把握：脉位、脉体、脉率、脉律、脉力、脉势等几个要素，来综合评价脉象。

脉位：指尖能感觉到脉搏明显搏动的位置。

脉体：指下感觉到的搏动脉管的形态。

脉率：脉搏搏动的速率。

脉律：脉搏搏动的节律。

脉力：脉搏搏动的力度。

脉势：脉搏搏动的流利度和脉管壁的紧张度。

在此我们不再赘述各个脉象的形象，只描述脉象中反应病机的特征。

2. 脉位

（1）浮脉："举之有余，按之不足"。浮取指下感觉最明显，中取则减，沉取脉跳力度进一步降低。

从寸关尺三部分而言之，寸浮为上焦被风邪所郁，无论其为内风还是外风，或是风寒风热，都是上焦闭郁，正邪交争，向外宣发鼓动而不得开泄的表现。同时可因邪气不同而兼不同脉象。如寒兼紧、湿兼濡、热兼数等。关浮大都与肝脾相关，为中焦升降失司、气机郁结。暴怒伤肝，气郁化火导致肝气亢逆、升发太过则见左关脉浮；而木乘土位，脾气被郁，则见右关偏浮。尺中浮见于下焦气化不利，水道不通，多为阴中伏火，影响膀胱气化功能所致。

从脉力而言，外邪袭表，外感为实，卫阳外冲抗邪，肌表卫气增多，脉象表浅，脉气应指而浮，重按稍减而不空，此为有力之象。而阴阳气血脏腑亏损，气机失调，元气外泄虽见脉浮，但多无力。"浮而无力空豁者为阴不足，阴不足则水亏之候，或血不营心，或精不化气，中虚可知也"。（《景岳

全书》）

（2）沉脉：接触患者皮肤没有感觉，或者患者脉动不明显、力度小，中取才有较为显著的脉动，沉取则最明显。沉脉最根本的病机是气血不能外达。从病因上来分析：一是气血不足，气机无力鼓动，这是最常见的原因；二是气机郁滞，我们一般认为气郁的脉象是弦脉，但是从脉位而言，如肝气郁滞，且尚未导致肝阳亢盛，往往脉见沉弦，如肝阳亢盛，阳化风动，则脉由沉转浮而应指。同样，《伤寒论》里提到的大承气汤证见沉脉，也是燥屎积滞，气机被郁遏的表现。

3. 脉体

（1）大：指下感觉比正常脉象明显粗大，脉体较宽，脉位偏高。《素问·脉要精微论》云"大则病进"，应该结合临床实际情况来看。一般脉浮大而沉取无力，则提示正气大亏，病情有加重的可能；如外感病见脉大而有力，则提示正气亢盛，与邪气交争之力亦盛，症状反应剧烈，但病势却有好转之机；如内伤病见脉大有力，多见于肝气亢旺，鼓动气血，有阳化风动之险，不可轻视。

（2）细：指下感觉像一条线。相对于脉体粗大而言，脉体变小即为细脉。需要注意的是细脉应常有而应指不绝。"细脉，小大于微，常有，但细耳"。（《脉经·脉形状指下秘诀第一》）"细来累累细如丝，应指沉无绝期"。（《濒湖脉学》）。细脉一般多主虚劳诸不足，"夫脉者，血之府也，细则气少，涩则心痛"。（《素问·脉要精微论》）还有一种情况是当气血被痰湿裹滞郁闭时，也可呈现脉体变细。

4. 脉势

脉势不仅包含了脉象的各种形态，同样体现了脉象变化的趋势，所以在临床上脉势的走向往往能够反应疾病的发展变化。脉势包括脉搏应指的有力无力、流畅度、紧张度等多种因素。

（1）滑脉：从无名指感觉脉动，到食指感觉脉动，犹如滚珠，流速快，很流畅。"滑如走珠"（《濒湖脉学》）是其主要特点，我们可以认为滑脉包含三个要素：①如"珠"状，即有边界，说明有胃气能够统摄气血；②"滚""走"

状，即有滚动流利之势，说明有"神"；③脉力是否应指，则体现其"根"。所以平人的滑脉，必然是应指圆滑、滚动如珠、流利和缓。倘若其"珠"边界清晰、应指有力而坚，则反应体内有有形之物凝滞，最常见的便是痰饮。再结合其兼脉来推断其病机，如兼浮为风痰、兼沉为实痰、兼数为热痰、脉短为宿食等。倘若边界散大不清、应指萎软无力，此虚家反见滑脉，乃元气外泄之候。

（2）涩脉：涩脉相对滑脉而言，即指不滑、不流利的脉，反映血脉的不流利。脉行"塞涩"是其主要特点，古人有"轻刀刮竹"的比喻。需要注意的是，涩脉的体现的是脉的走势，与脉体大小粗细、脉位浮沉并无必然的关系，它反应的是气血运行的状态是否流畅，再具体说就是脉道中血液流动涩滞难行。究其原因，主要有：①精亏血少，不能充润脉道；②血凝成瘀，阻滞脉道；③气机郁滞，鼓动不能。这三种原因也常常交错呈现，需要结合舌象与症状具体分析。

（3）弦脉：指下搏动有力，浮中沉三部皆可诊得，按之不移，端直以长，状如弓弦。它实际上是血管紧张度的一种表现。与滑脉最大的区别就是滑脉如串珠，三指感应脉搏有时间差，弦脉则如琴弦，三指感应脉搏同时跳动。相比滑脉而言，弦脉更加反应的是气机向内收敛的状态。和滑脉一样，当气机收敛中蕴含着从容和缓流利之象时，弦脉也可以作为平脉存在。但是如果弦脉失去和缓流利之象，则反应的是气机收敛郁闭之象，其原因主要为肝气被郁和阴邪内蕴。由于肝喜条达，本有向外向上舒展之机，一旦被郁，初起气机郁遏收敛，内含向外鼓动之机，有阳化风动之渐，所以其弦脉为鼓动应指有力，或三部指下鼓动，或向寸部涌动，其脉势必有难以收摄之象。而阴邪内蕴的弦脉，因阴邪性收引沉降，所以呈现出来的脉象也是弦中带紧，脉位较沉，一般主寒、痰饮、疼痛、积聚等证。

（4）滞脉：滞脉是许公岩先生提出的一种脉象，也是目前临床上常见的。在触按时，轻取无所见，中取方有，有似滑非滑，似弦非弦之感觉，应指有力，六部一致，两关明显。多见于气郁患者，胸脘闷楚，心情抑郁，烦懑不饥，依形证论乃肝郁气滞所致，为郁证的典型脉象。可是前人著录多直书弦滑，虽然肝郁严重时，弦滑有时也见，而形证上必然以脘胁疼痛明显。如果仅烦懑闷楚，无疑就是郁结不甚，所以脉象亦只见此弦滑不甚的"滞脉"。本来肝气不舒，气血之运行难畅，气血不畅首先表现于心与脉管的血运动作滞结。阻滞时间久必影响神经紊乱失常，故心搏加速，脉管之纤维收缩亦均相应呈现。今病方初起，仅先见此气血不畅迹象，若即时予以疏调，脉象立可缓和。实践验证，肯定滞脉为肝气初郁还是符合见微知著的原则，这对于贯彻"预防为主"的医疗方针有重要意义。

（5）模糊脉：模糊脉亦是许公岩先生提出的一种虚性脉象。模糊脉是诊脉时指下初无所触、久按重取方见，似动非动之脉搏，然又模糊不清，似有若无。其人则头晕涨昏，并有明显之心跳、气短、神情恍惚，甚或胸憋心疼，倦怠多寐。每见于高血压患者之晚期，这是心脏功能及器质改变的反映。此时全身动脉有明显硬化的改变，因之血管壁增厚，弹性阻力降低就十分明显，所以脉象之模糊不清就是心与血管运血无能形成的，同时也与久服降压药物过度抑制有关。

5. 从"夫脉当取太过不及"看左右脉势的不同

在临证时发现患者两侧脉象有明显差异时，出于三焦的整体性，我们需要更多借助左右脉势的不同来进行考虑，而并不仅仅关注于某一部的异常。所以当我们从整体来看脉象时，需要从左右脉势的太过与不及来辨析。"脉有太过不及"始见于《难经·三难》，滑寿注云："过，谓过于本位，过于常脉；不及，谓不及本位，不及常脉，是皆病脉也。"张仲景在《金匮要略·胸痹心痛短气病脉证治》中亦强调"夫脉当取太过不及"。我们以"常脉"或"平脉"为标准来区分太过与不及，则比较容易理解与接受。但何谓"平脉"？《脉经·扁鹊脉法第三》曰："平和之气，不缓不急，不滑不涩，不存不亡，不短不长，不俯不仰，不从不横，此谓平脉。"在临床实际过程中，我们更多的是采用以健康医者的自身脉象，同时结合《脉经》"不缓不急，不滑不涩"的原则，作为对照标准定为"常脉""平脉"。

左右脉的脏腑归属虽然在历史上素有争议，我们遵从《内经》《难经》《脉经》等经典所论：左脉主心肝肾、右脉主肺脾命门；左脉主血、右脉主气；左脉主升、右脉主降。

当左＞右，且左脉太过，则主升发过极；如左为平脉，右脉不及，则主升发不及。

当右＞左，且右脉太过，主敛降不及；如右为平脉，左脉不及，亦主升发不及。

在临证中我们还需要从脉象的整体不平衡，来分析其局部脉象的特殊变化，从整体气机运行的状态，再到把握局部病灶病机特点的辨析。同时，在治疗过程中患者左右脉势太过不及、左右脉象之间的不平衡还会随着病情的转变而发生变化。病情的好转还是恶化，需要我们仔细推敲、灵活辨析。

（五）腹部诊察

大凡人之有病于内，必形于外。外者，即症状和体征。《灵枢·本脏》云："视其外应，以知其内脏，则知所病矣。"腹部诊察就通过观察患者腹部显现的各种不同体征和症状，以明确病因、病性、病位以及协助我们判断患者气血是否充盛、运行状态是否流畅、分布是否均匀，推测正气的盛衰，为辨证提供更多的依据，使之做出正确的诊断。腹诊检查在我国历史悠久，最早见于《黄帝内经》，张仲景继承了《黄帝内经》《难经》中的精华，创造性地将理法方药一线贯穿于腹诊的临床运用，将腹诊和辨证论治有机地结合在一起，进行临床辨证，创立了中医腹诊的基本体系。据统计《伤寒论》398条中论及腹证的有114条，《金匮要略》22篇中重点论述腹证的条文有10篇之多。腹部诊察是腹针操作之前必须完成的一项工作，它为腹针的具体实施提供很重要的信息。

1. 腹三焦的划分

根据三焦的全息理论，在临床上为了更好地诊断与治疗，我们可以把腹针的腹部全息图分为上、中、下三焦（彩图18），即中脘穴水平以上为上焦，水分穴至阴交穴水平为中焦，气海穴水平以下为下焦。

其中：上焦主要包括了头部、颈部、颈肩结合部、肩关节、上肢、胸椎的上段（督脉至阳穴以上）。中焦包括了胸椎下段至腰椎上段（至阳穴至命门穴）以及之间的上腹部、脐周等。下焦包括了下腹部、腰骶部、髋关节及下肢（命门穴以下）。

我们也可以根据腹针八廓理论（后天八卦）进行腹部划分，即：

表2

离	火	中脘	心、小肠
坎	水	关元	肾、膀胱
坤	地	左上风湿点	脾、胃
兑	泽	左大横	下焦
乾	天	左下风湿点	肺、大肠
巽	风	右上风湿点	肝、中焦
震	雷	右大横	肝、胆
艮	山	右下风湿点	上焦

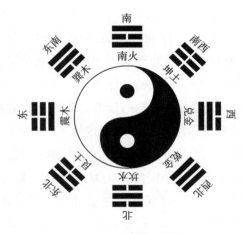

图6　八廓方位图

2. 腹诊姿势

当开始腹诊时，先让患者仰卧平躺于床上，解开衣衫，暴露腹部。头部平放于床上或枕头上，两腿舒展伸直，两臂沿两胁自然放平，或交叉放在胸前。要求患者体态自然，精神坦然，腹部肌肉放松。

我们医者可站于患者右侧（或左侧），用右手进行腹部诊察。用力要适度，从上到下，由浅入深，有序进行。同时要求我们宁心定神，精神专一，仔细辨察手下的感觉。

3. 诊察方法

西医腹部体格检查中，常规的顺序是"视、听、扣、触"，在腹针疗法实际操作过程中，我们主要用到"视诊"与"触诊"。

（1）视诊：腹针疗法中对腹部的视诊可以参照西医对腹部体格检查的方法，但重点视诊内容主要是腹部外形、腹壁皮肤、体毛、瘢痕。

①腹部外形：首先应该观察患者腹部是否左右对称，可以分别测量从脐经天枢到侧腹壁水平线的距离。如果患者两侧腹部不对称，那么我们按照腹针标准取穴法，量取两侧天枢、大横以及所在胃经、脾经的位置也有可能不对称。不对称的原因最主要的是不同程度的脊柱侧弯。我们需要来辨析是由于姿势不良所引起的，还是由于腰腿疼痛、神经肌肉性肌力不平衡、脑血管病肢体偏瘫等疾病所引起的。明确病因，对于我们治疗是很有帮助的。

腹部的外形主要包括膨隆与凹陷两种情况，反应的是气化太过或者相对不足。一般来说，全腹呈弥漫性或者球形、椭圆形膨隆，多因肥胖、皮下脂肪增多所致。当然，需要除外由于腹腔内容物增多而非腹壁脂肪增多造成的腹部膨隆，如腹腔积液、腹内积气，以及腹部巨大的肿物，如妊娠、巨大卵巢囊肿等。而当患者仰卧时，腹壁凹陷，多见于消瘦、皮下脂肪减少。同时也需要判断严重脱水、恶病质、急性弥漫性腹膜炎等引起的腹部凹陷。腹部外形膨隆还是凹陷，提示患者自身气血的充盛状态，腹部膨隆，皮下脂肪层厚，气血相对充盛，腹部凹陷，皮下脂肪层缺少，气血相对不足。所以，我们可以根据腹部外形的状态，来选择合适的针具，调整针刺有效的深度及方向。在临床操作过程中，腹部凹陷、皮下脂肪层相对较薄的患者，针具直刺透皮之后，往往难以直立于腹壁，甚至有些腹壁皮肤紧张的患者，随着呼吸运动，针具亦随之上下小幅度活动。为了避免针具对患者造成意外的损伤，我们可以透皮后，将针斜刺于皮下，使针尖位于皮肤与肌层之间，同时询问患者，以无腹部不适感为度。

②皮肤：对腹壁皮肤的视诊同样也可以帮助我们基本判断患者的气血状态，在操作过程中，皮肤的视诊往往结合皮肤触诊同时进行。除外皮肤本身的病变，我们需要关注的是腹部皮肤颜色、湿度、弹性，以及某些色素沉着。当患者腹部皮肤颜色苍白、表面干燥、缺少弹性，往往提示患者气血的相对不足。腹部表面腧穴附近的某些色素沉着往往可能是病变的阳性反应点。

③体毛：当患者前正中线色素沉着不明显时，我们需要观察腹部体毛的

走向来判断任脉所在位置。有的患者腹部体毛较淡，甚至远看近乎消失。一般来说，腹部左右两侧体毛在前正中线附近有交叉，我们可以通过这些交叉的体毛，来确定任脉所在位置。

④瘢痕：腹部瘢痕多为手术、外伤或皮肤感染的痕迹。位于前正中线、腹直肌外侧缘的手术疤痕，可能恰恰是任脉、胃经等经脉所循之处。由于疤痕处腹壁结构的破坏，对腹针针下的层次感有极大的干扰，所以当穴位所在之处恰有疤痕时，我们需要取附近腧穴进行替代。如前正中线任脉所循处有手术疤痕，我们可以选取肾经处的腧穴来替代。

（2）触诊：不同于西医腹部体格检查，腹针的腹部触诊以浅触为主，不要求进行脏器触诊。触诊的内容主要包括腹壁皮温、腹壁紧张度、压痛、皮下筋膜间的结节等。

①皮温：不同患者以中脘、神阙、关元为中心的上中下三焦部位附近的皮温有所不同，而同一个患者随着病情转变，三个部位的皮温也会发生变化。在临床中，我们发现局部皮温低于周围腹部皮温者更为多见。皮温主要反应机体阳气的状态，所以皮温的相对下降，考虑与两个因素有关：一为局部阳气亏虚，二为局部阳气输布异常。如中焦虚寒，或中焦有痰湿阻滞的患者，往往会出现中脘部位皮温明显低于周围皮肤，在腹针操作中，我们可以加强气血的补益，或者采用针刺后，局部艾灸以帮助阳气的恢复。

以神阙为中心，上下温差明显，则提示不是上热下寒，就是下热上寒，说明上下之气阻滞不通。其因有二：由虚而致或由气而致，往往病在中焦。

脐中与周围的皮温差。脐中凉而周围热，说明脾肾阳不足。脐中热而周围凉，有左右之分，与肝之疏泄，肺之降失调相关。

②腹壁紧张度、压痛、皮下筋膜间的结节：腹壁紧张度是由整个腹壁的充实感及腹直肌的阻抗、腹部皮内层以及各内脏的阻抗联合在一起来显示"内脏－体壁反射"的状态。腹壁皮内层的紧张度往往受腹部肌层、各内脏的阻抗和整个腹腔充实感的影响，因此能反映机体的生理、病理情况，而且在体表能较容易测得，因此可用测定腹壁的张力，即腹壁的紧张度。另外，腹壁的紧张度在一定程度上还代表了全身的紧张度，也客观地反映了人体的体质。测定腹壁的紧张度可了解全身及局部的状况。在腹诊中，虽然不需要像《伤寒论》《金匮要略》中那样细致地区分腹满、心下痞满、少腹急

结等症状，我们仍然需要区分全腹的腹壁紧张度增高还是局部腹壁紧张度增高。如果全腹腹壁紧张度增高，同时伴有轻度压痛，往往提示脏腑气机的整体郁滞，甚至是三焦气机升降出现异常，实施腹针治疗时，需要从整体气机入手进行调理。而局部腹壁紧张度增高、伴有压痛，有的患者同时有皮下筋膜结节，触之有疼痛感，根据其所在部位，可以按照腹部三焦分区的方法，进行分别辨证，有针对性地进行治疗。总而言之，腹壁紧张度反应的是脏腑气机运行的状况，紧张度增高是气化太过的表现，紧张度下降提示的是气化不足。

如果我们按腹部八廓的位置将患者按八卦位置划分，诊察时哪一位置的张力的增高，则有可能对应的脏腑出现问题。

4. 常见腹部症状分析

（1）痞："痞"是患者自觉满闷不适的一个症状，常常有堵塞感，有时亦会有疼痛感。发作的部位常见是心下，即脐以上部位。我们在腹部诊察时，将手放于患者痞满的部位，触之应该是柔软而不硬，皮肤张力正常，重按时不应触及包块或条索但可出现张力增加，重按时有的患者会有疼痛感。

仲景曾言："但满不痛者，此为痞。"临床上痞满常常并见，痞有满的感觉，但没有满的外形；而满必兼有痞，且又有满的外形。相对而言，痞轻于满，满重于痞，两者同中有异，异中有同。但无论是痞还是痞满，两者内在的病机是一致的，即"气隔不通"。仲景谓痞的病机是"按之自濡，但气痞耳"，是无形之气的壅滞不通。所以分析导致气机不畅，壅滞不行的原因，主要有：①邪气入里，壅塞心下，阻滞气机；②有形之邪——痰、食、水饮的停滞，壅塞气机；③七情郁结，肝气不舒，木不疏土；④脾胃虚弱，运化无权，升降失司，导致气机失调。相比而言，前三种病机为实证，第四种病机则为虚证。自觉痞满的患者在腹诊时如发现重按张力增高，甚至出现疼痛感，往往提示是实证，而重按柔软，甚至手下空空的感觉，则提示是虚证。我们需要结合其他临床表现来进一步分析其内在病机。

（2）腹满：腹满一般指腹部膨满，为全腹的外形出现膨满，患者往往自觉腹部胀满，有些还会伴有疼痛，但也有一些患者没有明显的自我不适感。腹部诊察时虽然腹部都呈现膨满的外形，但是腹壁的张力有高有低，有的按之紧张坚韧，有的按之柔软，有的触之疼痛，有的没有压痛感，表现种种不一。

仲景云："病者腹满，按之不痛为虚，痛者为实，可下之。"实证的腹满，按之充实有力，腹壁张力高，重按难以触底，且往往有疼痛感；虚证者，腹壁松弛，张力偏低，即使重按，疼痛感亦不明显。与"痞"的病机类似，腹满也是气机升降失司，壅遏不行的表现。无论是燥屎内结、瘀热内阻，还是营阴郁滞，都是气机不降，引起腹满实证的原因；虚证里更多的是由于中焦或下焦的气化无力，气机无力升发引起的气机郁遏不行。

（3）脐周疼痛：从腹部诊察的角度来说，"脐周疼痛"指的不是患者的自觉症状，是我们用食指触按脐部四周时出现的疼痛感。触诊时初按脐周皮肤柔软，无压痛，但重按时可在脐周或左或右，或上或下出现压痛，有的患者可触及明显的条索或包块。我们可按照《难经》的脐周脏腑分属进行区分："脐上痛，心证也；脐下痛，肾病也；脐右痛，肺病也；脐左痛，肝病也。"所以从气机升降的角度来说，脐下、脐左疼痛主气机升发障碍，脐上、脐右疼痛主气机敛降失常。当然在实际临床中，我们还需要结合舌脉来进行寒热虚实的准确辨别。

在我们进行临床腹诊中，需要视诊与触诊相结合综合来分析，内容包含腹部中线是否有偏移、皮肤是否粗糙、色素沉着是否有特殊的意义、皮肤张力是否有升高、深按时是否有包块、结节、压痛等。

总之，针对不同的患者，我们在临床上采集到四诊信息的"象"各有不同。而不同的疾病，我们收集"象"的角度也有不同，有的侧重于舌脉、有的侧重于经络。当患者主诉不明确、病史模糊、临床症状又无证可辨时，我们则更多地需要依靠舌脉、腹部诊察、经络诊察等诸多方面呈现的"象"进行分析，把病机定位到哪一脏、哪一腑、哪一条经络。当我们所采集到的这些"象"都指向同一个病机时，我们的辨证才能准确，才能取得很好的临床疗效。

四、遣方用药理三焦

（一）阴阳和化

许彭龄教授治疗脾胃病的主要思路为和化思想，并根据"辛甘酸甘，阴阳和化"之法创立许氏和化汤：干姜、黄芪、半夏、吴茱萸、黄连、诃子、肉苁蓉、甘草。根据许老"太阴湿土，得阳则运，阳明燥土，得阴自安，酸得甘助而生阴，辛与甘合而生阳，阴阳相生，中气自立"的思想，我们可以看出干姜、甘草、诃子、肉苁蓉是许氏和化汤的核心。虽然脾胃需得阴阳和合才能正常升降出入，但其根本却在于"气化"，气化的动力则来源于阳气。由此可见，在和化思想中，恢复脾胃正常气化的关键是脾胃的阳气，以干姜、甘草、诃子、肉苁蓉为代表的和化汤诸药亦是气温助阳之品。

干姜、甘草相配，出自《伤寒论》甘草干姜汤。《神农本草经》谓干姜："味辛，温。主胸满，咳逆上气；温中止血；出汗，逐风湿痹；肠澼下痢。"结合《伤寒论》中甘草干姜汤、理中汤、干姜附子汤、干姜黄芩黄连人参汤、半夏泻心汤等方剂来看，相对于生姜、附子、桂枝、细辛等辛温发散之品，干姜突出了其温中补脾、守而不走的特性，正因为其守而不走，是温补脾阳的最佳选择，所以干姜与甘草相配，意在辛甘化阳，一方面可以益助脾阳、蠲散中焦阴寒之气，一方面可固守中焦、防止下焦寒气上冲凌心迫肺。

酸甘和化的目的是为了恢复脾胃气机升降，所选药物切不可酸涩太过，腻脾碍胃。许老以诃子甘草相配，有其独到之处。诃子首见于《金匮要略·呕吐哕下利病脉证治》诃黎勒散，但后世考证其隋唐方传入中国，故疑为衍文。在唐代文献中，诃子既可温中行气，"主破胸腑结气"（《药性论》）、"主冷气心腹胀满"（《新修本草》）、"主五膈气结心腹虚痛"（《海药本草》），又可"固脾止泻，通利津液"（《药性论》）。至金元时期，《汤液本草》言其性味："气温，味苦。苦而酸，性平。味厚，阴也，降也。"李东垣设立诃子皮散（《兰室秘藏·泻痢门》）、诃黎勒丸（《脾胃论》），专用其酸苦收涩之性。由是，后世将其归为收涩药一类。由此可见，诃子温中有涩，散中有收，以苦酸收涩之性为主，但相比乌梅、五味、山茱萸力专酸涩之品，诃子收中兼散，可防止中焦滞涩而无力运化。

气化的动力在于阳气，人身之阳气，究其来源，不外脾肾二脏，脾主运化，为后天元气生化之源，肾主收藏，为先天元气、后天元气共同纳藏之所，再通过肾气的蒸腾，充斥全身。由是，和化汤中添入一味肉苁蓉，是许老点睛之笔。《神农本草经》谓苁蓉"味辛，微温。主治五劳七伤，补中……养五脏，强阴，益精气"，缪希雍言其"得地之阴气、天之阳气以生，故味甘酸咸，微温无毒。入肾，入心包络、命门。滋肾补精血之要药……甘为土化，酸为木化，咸为水化，甘能除热补中，酸能入肝，咸能滋肾"（《神农本草经疏》），卢子颐言其能"强体阴之精，以益阳生之用"（《本草乘雅半偈》），张景岳谓其"性滑……补精兴阳……补阴助阳"（《景岳全书·本草正》），可以看出肉苁蓉特殊之处是辛温助阳而兼甘润之性，补而不峻，温而不燥，滋补肝肾，柔润胃肠。正如邹澍所云："苁蓉之用，以阴涵阳，则阳不僭，以阳聚阴，则阴不离，是其旨一近乎滑润，一近乎固摄。"（《本经疏证》）

甘草味甘属土，其效在脾，而脾为后天之本，五脏六腑皆受其气，故脾气盛，则五脏六腑皆受其益。许老补中益气主要用炙甘草，清热解毒、祛痰止咳、缓急止痛、调和诸药时多用生甘草。所以甘草一可配人参、麦冬、桂枝、白术等益气通阳以固中焦；二可配蒲公英、连翘、野菊花等清热解毒以清疮疡；三可配五味子、白芥子、紫苏子等顺气平喘以疗咳逆；四可用其甘甜护胃之能，以冲淡他药大寒、过热、苦涩、辛辣等性味，纠偏去弊，防止刺激口腔、食管、胃黏膜，改善服后不舒。

所以干姜、甘草辛甘化阳，诃子、甘草酸甘化阳，配合肉苁蓉助阳化气，四药精妙的搭配，是许老和化思想的集中体现，同时这也是恢复脾胃气机升降的核心药物组合。在临床应用中，我们不仅要掌握其组方思想，还要根据临床病机的不同，圆机活法，灵活变通。

（二）升清降浊

许氏和化汤中诸药药味相对厚重，主要针对脾胃本脏功能失调所立，当脾胃本脏没有损伤或受损不重，但由于运化失司、水湿内生、影响气机升降失常时，可用升清降浊法。升清降浊法的思想来源于"清阳出上窍，浊阴出下窍；清阳发腠理，浊阴走五脏；清阳实四肢，浊阴归六腑"。（《素问·阴阳应象大论》）清阳和浊阴在体内的不同分布及代谢形式，同时说明了脾胃气机升降失常所导致的病理变化。因阳气轻清，故水谷精微之气称为清阳，水谷消化后所剩余的糟粕秽浊之物等称为浊阴。清阳主升，浊阴主降，若清阳该升而不升，即可出现泄泻等疾病。浊阴该降而不降，即可出现痞满、腹胀等病症，在临床上主要以苓桂术甘汤加黄芪进行治疗。

苓桂术甘汤是针对中焦水湿停滞的病机，在桂枝汤辛甘和化的基础上，加强了辛甘发散和燥湿健脾的力量，同时配以茯苓淡渗，通利糟粕之水。当临床只有纳差腹胀、体倦乏力，舌苔水滑，而无脘腹冷痛、喜温喜按、大便溏泄、完谷不化等症状时，说明脾阳受损不重，只是脾气升发无力，此时用桂枝甘草相配辛甘化阳更适合于脾气的升清。仲景在《金匮要略·痰饮咳嗽病脉证并治》中提出"病痰饮者，当以温药和之"的法则，指出痰饮的产生主要是因为阳气虚弱无力气化所致。但是，阳气虚弱毕竟有程度深浅之分。仲景以苓桂术甘汤为"温药和之"的代表方，当脾阳虚弱到一定程度，还有细辛、干姜、五味子之配伍，甚至姜附并用。所以从升降角度而言，桂枝、甘草的配伍相比干姜、甘草而言，其辛甘发散力量更强，更有利于脾气之升发。方中白术、甘草相配，又使整个方剂的药力集中于中焦。茯苓淡渗利水，有利于湿浊的排泄。所以苓桂术甘汤是升清降浊法的基本方剂。

回顾仲景三焦水道的治法，亦重气化，下焦有附桂（五苓散、真武汤等），中焦有苓桂（苓桂术甘汤、茯苓甘草汤等），上焦有麻桂（麻黄加术汤、大小青龙汤等）。从三焦的角度来说，升清降浊的思想还是三焦体系中中焦治疗的法则，因为在三焦水道的通路上，脾胃能游溢精气、散精于肺，其作用异常关键。

结合脾胃升降的思想，可在苓桂术甘汤中增入一味黄芪，其用法来源于李东垣的《脾胃论》。李东垣云："元气之充足，皆由脾胃之气无所伤，而后能滋养元气。若胃气之本弱，饮食自倍，则脾胃之气既伤，而元气亦不能充，而诸病之所由生也。"（《脾胃论·脾胃虚实传变论》）只有脾气升清、谷气上升，元气才能充足。否则脾气不升，谷气下流，元气虚弱，阴火上冲而为诸病，所以李东垣非常重视升发脾阳，在补中益气汤中，他独重黄芪，配甘草以助脾气之升清，更佐以升麻柴胡以升提。在苓桂术甘汤的基础上更添入一味黄芪，加强了脾土升清之力，以促进脾胃运化，达到升清降浊的目的，从而使脾胃气机升降出入得以恢复。

（三）辛开苦降

在许氏和化汤中已经蕴含辛开苦降之意，如：半夏、干姜、吴茱萸、黄连。我跟随许老临证学习多年，对于辛开苦降之法有更加深入的体会与认识。许老之所以在和化思想的基础上重视辛开苦降，是因为脾胃升降失常后，出现寒热错杂的特殊病机所致。如果脾气虚衰，无力运化，不但不能供给机体所需的精微物质，而且脾本身失去濡养，进一步影响其运化功能，造成恶性循环。脾气虚衰，由气及阳，阳虚生内寒。胃属腑，传化物而不藏，故实而不能满。胃腑以通为顺，以降为和，否则会产生水谷壅滞，气机滞涩，痰瘀内结等胃气壅实的病理变化。故胃病多实证，易从阳化热出现热证。所以寒热错杂是脾胃升降失常的主要病机，而且这种中焦寒热错杂的病机，往往会夹杂湿、痰、饮、水、瘀等病理产物。干姜、甘草、诃子、肉苁蓉原为针对脾胃本脏功能异常所设，当有浊邪掺杂时，明显力有不逮。根据"气味辛甘发散为阳，酸苦涌泄为阴"（《素问·阴阳应象大论》）以及"阳明之复，治以辛温，佐以苦甘，以苦泄之，以苦下之"（《素问·至真要大论》）的观点，我认为辛能开气宣浊、苦能驱热除湿，辛苦相合正好弥补了和化法的不足，或者说，更加完善了和化之法。同时在具体药物组合与使用中，辛开苦降之法并不局限于寒温并用，还有芳香化浊、开阖玄府、三焦分消等不同。

1. 寒温并用——吴茱萸、胡黄连

寒温并用、辛开苦降的思想源于对仲景半夏泻心汤组方原则的理解。半夏泻心汤针对中焦脾胃寒热错杂，设立半夏配干姜、黄芩配黄连两大寒温阵营，组成辛开苦降之法。但是再细观半夏与干姜，同是辛温之品，半夏辛温苦降，和胃下气，而干姜和降之性则欠，于是半夏干姜相配，却是一对升降；黄芩与黄连，原方用量黄芩三两、黄连一两，黄芩为黄连三倍之量，再者黄芩性轻而擅清上焦之热，黄连味厚而泻中焦之火，芩连分属上下，二者

相配，也是一对升降。如此精妙之配伍，意在恢复中焦气机之升降。但半夏泻心汤方内含人参、甘草、大枣，究其根本是脾气亏虚，运化无力，寒温失调，水湿生而未聚之时。倘若水湿已成，甚或酿湿成痰，痰瘀互结，半夏泻心汤则力不能及。而今之世，痰湿蕴结中焦、郁而化热、化燥成实，症见脘腹痞闷、舌龈糜烂、口中臭秽、尿黄便秘、舌红或暗、苔厚浊腻者，比比皆是。根据许老推化法的思想，临床多采用吴茱萸配胡黄连达到辛开苦降、推陈出新的目的。

升降出入的切点在木金，位于乙木位肝的升发和庚金位大肠的通降，可以为气机升降提供最大的切向力。肝通于春气，主升发，"肝欲散，急食辛散之，以辛补之"，而脾胃又是气机升降的核心，需要选择一个药物，既能入中焦，又能通肝气，不但能辛温发散，蠲散阴寒，舒达肝气，还能升中有降，防止升发太过，吴茱萸无疑是最佳选择。在《伤寒论》中，以吴茱萸为君药的吴茱萸汤分别出现在阳明病篇"食谷欲呕者，属阳明也"、少阴病篇"少阴病，吐利，手足厥冷，烦躁欲死者"以及厥阴病篇"干呕，吐涎沫，头痛者"，提示吴茱萸性温味辛，功能温胃降逆，蠲阴散寒。是故，自金元兴药味归经之说以降，论及吴茱萸，多归属于脾、胃、肝，如《汤液本草》"入足太阴经、少阴经、厥阴经"，《神农本草经疏》"入足阳明、太阴，兼入足少阴、厥阴经"，《本草求真》"专入肝，兼入脾、胃、肾、膀胱"等等。再者，《神农本草经》谓其能"温中下气，止痛，咳逆……逐风邪，开腠理"，可见其升中有降之性，而《汤液本草》言其性"味辛苦，气味俱厚，阳中阴也"，辛中带苦，是其升中有降之理。诚然，根据"肝欲散，急食辛散之，以辛补之"的思想，大部分辛味的药物其实皆可舒达肝气，协助肝气升发之性的功用，比如在《辅行诀·辨肝脏病证文并方》中，大小补肝汤皆以桂枝、干姜辛温之品以顺肝气升发之性。在《伤寒论》中亦有桂枝、干姜配伍苦寒之品的辛开苦降之法，如黄连汤。但是细品桂枝、干姜、吴茱萸之药性，却有辛开程度深浅之分，干姜性守主温中，辛散之性最弱，桂枝味薄走表，开散有余而温中不足，唯独吴茱萸自中土达肝木，身兼辛温开散之性，力量最强。针对寒温失宜、寒热错杂、痰湿生之病机，无疑非吴茱萸莫属。

虽然在许氏和化汤原方中苦降之品为黄连，根据许老推化法的思想，针对中焦湿浊内生、酿湿成痰、痰热胶结的病机，胡黄连是更好的选择。胡黄连与黄连，二者植物科属不同，产地不同，生长环境亦大相径庭。胡黄连原产于印度，隋唐传入中国，生长于海拔 3600 ～ 4400 米的高寒地区，在我国主要分布于西藏南部及云南西北部。《神农本草经疏》云："胡黄连得天地清肃阴寒之气，故其味至苦，其气大寒，善除湿热……大寒至苦极清之性，能清热自肠胃以次于骨，一切湿热、邪热、阴分伏热所生诸病莫不消除。"临床上患者服用含有胡黄连的方剂后，大多数患者会出现小腹绞痛，进而大便泄泻，日行三四次，甚至更多，排泄物大多黏腻臭秽。所以相比黄连而言，胡黄连苦寒之性更胜。针对寒湿困脾、气虚湿阻、中焦湿热、痰热蕴结等病机所致的慢性消化系统疾病，其效屡试不爽。所以，胡黄连通腑泻热、推化痰浊、荡涤肠腑之功远胜于黄连，故大肠庚金位的药物胡黄连是最佳选择。通腑泻下之品素来为大黄、芒硝所专，而瓜蒌则兼化痰通腑之功。在临床实践中，我们发现，针对痰热胶结的病机，大黄、芒硝、瓜蒌之属，功效皆不如胡黄连，其缘由可以《伤寒论》之承气汤与大小陷胸汤类比。在曹颖甫《经方实验录》中曾引"王季寅先生作《同是泻药》篇"，文中详细记载服用承气汤与大陷胸汤后，体内药力荡涤搜剔之异。所以，硝黄徒具泻下之力，遇热结燥屎，即有推墙倒壁之功；遇痰水互结，则药过病所，力不能及。而胡黄连虽不若甘遂之峻烈，然泻下痰浊却有摧枯拉朽之能。无胡黄连时虽可用瓜蒌暂替，但瓜蒌终究无苦寒通泻之性而力有不逮。

综上所述，吴茱萸与胡黄连相配，共奏辛开苦降、推陈出新之功。在剂量上，根据寒温比例的不同，吴茱萸与胡黄连的比例可灵活调整，用量均为 2 ～ 10g（注：吴茱萸《药典》用量 5g）。需要说明的是，吴茱萸与胡黄连相配，立意并非效法朱丹溪左金丸，配伍原则与左金丸完全不同，其重在辛开苦降，为针对气机升降所设，而非肝胃不和之证。

2. 芳香化浊——藿朴夏苓

在水液代谢的过程中，其病理产物有湿、痰、饮、水等，种类不同，程度也不同。对于痰湿胶结中焦，郁而化热，化燥成实者，当以吴茱萸、胡黄连寒温并用，辛开苦降；倘若湿浊郁结中焦，如江南五月梅雨之时，水湿氤氲，霉而秽浊，却无黏腻如痰、化燥成实之证，症见胸痞腹闷、时欲恶心、大便黏滞、排泄不爽、舌苔白滑甚至腐垢，则宜根据"阳明之复，治以辛温，佐以苦甘，以苦泄之，以苦下之"的思想，采用辛开苦降、芳香化浊之法，主要代表药物配伍为藿香、厚朴、半夏、茯苓。芳香化浊是后世温病学派针对湿温时疫秽浊之邪所立之法，如雷少逸《时病论·霉湿》中云"芒种之后……乍雨乍晴，天之日下逼，地之湿上蒸，万物感其气则霉，人感其气则病……非香燥之剂不能破也。拟以芳香化浊法，俾其气机开畅，则上中之邪，不散而自解也"。

选用藿香、厚朴、半夏、茯苓作为芳香化浊的代表组合，取意于《太平惠民和剂局方》之经典方剂藿香正气散。藿香正气散原方功能解表化湿，宣畅气机，其最关键的组合便是藿香、半夏/半夏曲、厚朴、茯苓的配伍，因为根据"治以辛温，佐以苦甘，以苦泄之，以苦下之"的制方原则，辛甘性温气厚味薄之藿香，配以苦温下气之半夏、苦燥通降之厚朴，正合经意。

四药中首重藿香，其性"禀清和芬烈之气……气厚味薄，浮而升，阳也……香气先入脾，理脾开胃，正气通畅"（《神农本草经疏》），杜文燮谓其"能开脾胃，进饮食，止霍乱，定呕逆，乃伤寒方之要领，为正气散之圣药也"（《药鉴》）。藿香芳香入脾而能辟诸恶，是湿浊氤氲、中焦郁结的要药，在临床上用量为 12 ～ 18g，针对湿浊蕴结较重者，还可与佩兰共用增加芳香之性。

半夏、厚朴的配伍依然精巧，半夏厚朴配伍的经典方剂是《金匮要略》的半夏厚朴汤，亦见于《伤寒论》的厚朴生姜半夏甘草人参汤，《神农本草经》中言半夏味辛而厚朴味苦，可见半夏厚朴配伍，本就是一对辛开苦降药对，辛能行气散结，苦以燥湿降逆，二者又皆功能"下气"。故藿香辛香芬烈与半夏、厚朴苦温下气相配，辛开苦降之中又含夏、朴辛开苦降，更增茯苓淡渗通水道而利小便，水湿秽浊之气则无所遁匿。

此外，针对水湿上蒙清窍、头身困重者，还可配石菖蒲加强芳香开窍之力；如水湿较轻或有化热之渐，可将半夏更换为半夏曲，减其温燥之性。

3. 开阖玄府——苍术、麻黄

苍麻汤为许公岩先生所立，方中以苍术、麻黄配伍使用，许老指出两药用量配伍不同，其作用各异：两药等量，则能发大汗；苍术倍麻黄，则发小汗；苍术三倍于麻黄，则有利尿之功；苍术四五倍于麻黄，则湿邪自化。

苍麻汤内合辛开苦降之理，功擅开阖玄府，宣达上焦，是气机升降出入体系中至关重要的一法。《灵枢·本脏》中云："三焦膀胱者，腠理毫毛其应。"而皮毛又为肺所主，如"肺生皮毛……在体为皮毛。"（《素问·阴阳应象大论》）"肺朝百脉，输精于皮毛。"（《素问·经脉别论》）"皮毛者肺之合也。"（《素问·咳论》）"肺主身之皮毛。"（《素问·痿论》）等。同时，三焦为水道，肺又为水之上源。所以肺气宣发肃降之功能正常，必然会影响三焦气机之转运。在肺主皮毛的功能中，更重要的是毛孔玄府的开阖。玄府者，"汗空（通'孔'）也"（《素问·水热论》）。古人重视玄府，如王冰谓其能"发泄经脉荣卫之气"（《补注黄帝内经素问·生气通天论》），唐容川亦云"皮毛属肺，肺多孔窍以行气，而皮毛尽是孔窍，所以宣肺气，使出于皮毛以卫外也"（《医学精义》），道家亦有毛孔呼吸一说。玄府一旦开阖失常，水液代谢"内不得入于脏腑，外不得越于皮肤，客于玄府，行于皮里，传为胕肿"（《素问·水热论》）。所以肺依赖玄府开阖功能的正常，方能正常宣发肃降。张仲景针对水湿郁表，玄府开阖失常的病机，出现但头汗出、一身尽疼等症状，设"汗出而解"之法（《金匮要略·痉湿暍病脉证并治》），并立麻黄加术汤。方中即用术四两而倍麻黄之二两，方后注"覆取微似汗"，谨守"治风湿者发其汗，但微微似欲出汗者，风湿俱去也"（同上）治湿之大法。后世虽有苍术、白术之争，但针对水湿郁表的病机，苍术无疑是更好的选择，正如《药类法象》所云"若除上湿发汗，功最大；若补中焦、除湿，力小如白术"。

苍术《神农本草经》言其性味"苦温"，《名医别录》增以味"甘"，《汤液本草》谓其"气温味甘，入足阳明太阴经"，《本草发挥》中又云"苍术体轻浮，气力雄壮，能去皮肤间腠理湿"，由此可见，故苍术能从中焦通达肺表，辛烈温燥之性，能散内外之湿。而麻黄亦味辛苦温之品，功专发表出汗，为"肺经专药"（《本草纲目·麻黄》）。故苍术得麻黄所引，使药力专于肺表，司玄府之开阖。

从气机升降的角度来说，肺虽主宣发肃降，却是降中有宣，以降为主，又外合皮毛，病位偏表，苍术重于麻黄，一则苦降之性大于辛开，以合肺气宣发肃降之象，一则小量麻黄，减其发表出汗之力，谨守仲景治湿以"微汗"之诚。所以苍麻配伍主要针对湿气氤氲于表，适用于头身困重、首重如裹、倦怠好卧、舌胖水滑等症，尤其出现肢体关节酸重疼痛，屈伸拘紧者。

4. 清流洁源——苍术、黄柏

由苍术、黄柏组成的二妙散亦是常用配伍。水湿之邪通经三焦水道，不仅可以蒙蔽于上，亦可蕴结于中，还可化热于下。苍麻辛温发表而散湿于上，二妙则辛开苦降燥湿于下，即湿热之邪处于下者，当"引而竭之"（《素问·阴阳应象大论》）。古人云"清其流者，必先洁其源"（唐·陈子昂《上军国利害事》），苍术"其气芳烈，其味甘浓，其性纯阳"（《神农本草经疏》），能散阳明之湿而安太阴之地，湿去则热无所依，故功擅散风除湿蠲痹，更得引经之药而专入脏腑经络皮肉筋脉。正如《药鉴》所云："以黄柏、牛膝、石膏下行之药引之，则除下部湿痰。以甘草、陈皮、厚朴之药引之，则除中焦湿证，而平胃中有余之气。以葱白、麻黄、杏仁之类引之，则除肉分至皮表之邪。"黄柏性味苦寒，主"五脏、肠胃中结热"（《神农本草经》），又为"足太阳、足少阴之引经药"（《汤液本草》），故与苍术配伍，既可使苍术力达膀胱肾府，辛烈温燥与苦寒沉降相合，清流洁源，使下焦之湿热散而行之，又可兼制苍术温燥之性，寒温相合，湿去热清。所以，苍术、黄柏相配，力专下焦，擅逐下焦湿热痿痹；自《丹溪心法》以降，以二妙散为基础的类方比比皆是，如三妙丸、四妙丸、葛芷二妙丸、四物二妙丸等，可见苍柏配伍之精妙，临床但见：小便淋漓，灼痛涩滞、大便稀溏、腥臭黏滞、小腹坠胀、阴囊潮湿、带下黄白、湿疹瘙痒、下肢肿痛、痛风顽痹等属于湿热下注者，皆可用之。

5. 分消走泻——杏仁、白豆蔻、薏苡仁

临床还常见一种湿热相蒸、充斥三焦的病机，古人多将此种病机列为湿温的范畴。在当前内伤杂病中，也会呈现出此种病机。当世之人多进肥甘厚味，又缺体力劳作，时常有湿热互结之象，暑月又终日与空调相处，皮毛被束，开阖失司，损伤肺之通调水道功能，是故常有热蒸湿动，氤氲曚昧，弥漫三焦之机。在上则见洒淅恶寒，却又身热不扬，头身困乏，面垢少泽；在中则见脘满痞闷，呕恶纳差，口中酸腐；在下则见大便黏滞，小便黄赤，气味骚臭，辨证要点是把握舌苔是否白腻润滑，脉是否沉滞涩。这是湿热在体

内氤氲弥漫的状态，是一种无形之湿，而非湿热已成水湿秽浊、或痰湿蕴结、或湿郁肌表肢节沉重烦疼等有形之象，类似于暑月三伏，天地气蒸，闷热异常，不似五月梅雨，或雨或晴，潮湿泛霉。针对这种病机，温病学派已立"分消走泄"之法，如《温热论》云："气病有不传血分，而邪留三焦，亦如伤寒中少阳病也。彼则和解表里之半，此则分消上下之势，随证变法，如近时杏、朴、苓等类，或如温胆汤之走泄。"故多选杏仁、豆蔻、薏苡仁以分利三焦。

杏仁、白豆蔻、薏苡仁的配伍出自《温病条辨·上焦篇·湿温》之三仁汤，杏仁、蔻仁、薏苡仁配伍甚为精妙，其取法于《素问·至真要大论》"湿淫于内，治以苦热，佐以酸淡，以苦燥之，以淡泄之"的原则，以杏仁苦温入肺，开肺气，启上闸，豆蔻芳香化浊，醒脾助运，薏苡仁甘淡渗湿，淫邪外出。此前已述，肺主宣发肃降，以降为主，杏仁苦温下气，与肺肃降之性相合。而豆蔻"气热味大辛，荡散肺中滞气"（《药类法象》），与杏仁相配，正是辛开苦降，能复上焦之开阖；又味薄气厚，阳也升也，能"温暖脾胃，通利三焦"（《本草求真》），故能辛香醒脾，助脾土之升清而散精。杏仁、蔻仁的配伍类似于苍麻，只过不其作用的对象更偏于无形之湿气，重在气化，并辅以甘淡渗湿之薏苡仁，三焦分消，即吴鞠通"气化湿亦化"（《温病条辨·中焦篇·湿温》）之意。

五、调理三焦疗顽疾

临床上患者症状纷繁复杂，常会干扰医生准确辨证。这就要求医生能从众多的症状、体征中筛选出有用的信息，还要从治疗失败的病例或从难治性疾病中发现疾病的症状体征特点、病机演变轨迹。笔者试举几例临床案例，从而在临床观象中感悟三焦气化的存在。

（一）宣上焦治湿疹

3 年前的一个夏天，有一位年过五旬的男性患者，无明显诱因突然出现周身散在皮疹，尤以背部为重，几乎是满布。细观皮疹呈小水疱状，直径约2 ～ 5mm，水疱的皮肤张力较高，如水晶一般，基底周围有红晕，患者自诉有肿胀感，瘙痒但能忍受，四肢部位可见搔抓后皮疹破溃结少许血痂，舌淡红，舌体略胖，苔白，脉滑。曾在外院诊断为湿疹，给予苦寒之品清热利湿均未见效。见此皮疹我忽想到《温热论》中谈到的"白㾦"，白㾦夏日多发，主因湿气不化，郁于肌表。

此患者也是夏日发病，正值暑湿热盛；病变部位在皮肤，位于表，属上焦；皮疹特点是张力偏高的水疱，湿气郁滞明显；周围虽有红晕，但红不明显，且瘙痒也不突出，脉虽滑，但舌不红，这一点很关键，说明湿气郁滞确实化热了，但仅是轻微化热，不是热蕴成毒。说明邪从外来，病在表属上焦，还没有明显的入里化热。此时治疗应遵循"治上焦如羽，非轻不举"的原则，以三仁汤原方加车前子，开宣上焦，解上焦湿气之郁闭。同时灸肺俞、风门，宣上焦之气。治疗一周后，皮疹明显消退，两周后痊愈。

同年秋冬交际之时又接诊一位患者，同样是突然出现皮疹，全身散发，以前胸、腹部最为明显。皮疹呈大小不等的片状分布，每个片区都由多个密集粟粒样小丘疹组成，基底部明显潮红，且皮温升高，瘙痒明显，尤以晚间瘙痒更甚，搔抓破溃后可流少量黏稠黄水，舌红苔白，脉滑。此患者虽然也是皮疹，与前一个患者一样应该诊断为"湿疹"，但临床所见有所不同。发病部位还是皮肤，在表属上焦；皮疹特点是密集的小丘疹，基底部潮红，说明湿郁已化热，瘙痒入夜加重，乃热盛入血之表现；皮疹破溃后的渗出液不清而黏，是热盛酿毒的先兆。此案"热盛"是关键，在确定治疗原则时，需把握它郁而化热、热盛有入血酿毒之渐的特点。同样是"治上焦如羽，非轻不举"，但还需配伍清热解毒、利湿化浊的药物。处方可选甘露消毒丹加黄柏、知母，同时加入背俞穴点刺拔罐，治疗3天后瘙痒明显减轻。一周后，疹色变淡，没有新发皮疹。有意思的是，患者在服药两周后，开始全身蜕皮，新长出的皮肤没有一点湿疹的痕迹。

（二）通下焦治中风

有一位患脑出血半年多的患者，遗有饮水呛咳、右侧肢体力弱（肌力Ⅳ级），生活可自理，辨证属气虚血瘀，一直以补阳还五汤加减服药，同时针灸治疗。某天因家中琐事搅扰，心理波动较大，突然言语含混不清，急查头颅CT又见新发出血病灶。患者言语含糊不清，肢体功能变化不大，意识也清晰。但颜面潮红如醉酒状，腹部膨满，下腹部张力尤其高，深触可及包块，大便日一行，尚顺畅。舌红苔白，脉弦滑不紧。患者之前病机是气血不足、络脉空虚，脉象一直偏沉。发病后脉象有明显变化，不仅脉位不沉，力度也较前增强，病机开始由虚转实。颜面潮红如醉酒状为气逆上行、壅滞上焦的表现，结合发病前的情绪之变，显属肝气亢旺，阳化风动；下腹部膨满，深触有包块，虽然大便尚通顺，也提示燥屎内结，气机不得通降；脉象虽然弦滑，但脉管张力不高，没有紧象，这一点很重要，提示目前虽貌似一派实证，但隐含着原本气血不足的本质，属于本虚标实。《灵枢·营卫生会》曰："故水谷者，常并居于胃中，成糟粕，而俱下于大肠而成下焦。"三焦本为一个整体，气机虽然壅滞上焦，但可通过通腑泻浊的方法，通下焦以顺气机。在确定治疗方法时，一方面需导气下行，使其不再上逆；一方面又不能攻伐太过，损伤正气。处方予新加黄龙汤，芒硝用到10g。同时配合腹针四正位之刺法，治疗后，患者前三日排出宿便甚多，大便每日4～5次。一周后再诊，颜面潮红略减，腹部膨满明显减轻，但脉象仍然弦滑，仍守新加黄龙汤，芒硝减为6g。针药并用两周后，脉象恢复到之前沉象，言语不清亦明显改善。此病例提示，病机往往会因某些原因发生变化，可以由实转虚，也可由虚转实，或者虚实并存。不管虚实如何转变，脉象可以反映出其真实状况，所以搜集临床症状务必要仔细辨脉以辨别虚实。

（三）温下焦疗鼻炎

3年前在怀柔出门诊时，有一位患者来诊治多年的过敏性鼻炎，患者发病与冷空气刺激相关，但粉尘、异常气味刺激也会诱发，发作时喷嚏连连，平时鼻塞时有时无，鼻涕时稀时稠，稀则清稀如水，稠则黏滞如浓痰，睡眠时咽喉干痒难忍，虽饮水也无法缓解。考虑其"内热易招外寒"，证属上焦肺热壅滞，乃于后背俞穴点刺拔罐，局部迎香及太阴阳明经之合络配穴针刺。治疗3次，症状即刻改善明显，但不能持续，两三天后复又出现。于是重新仔细采集四诊信息，发现患者舌尖红，舌体略胖大，苔白，脉沉细。证属上焦郁热，但脉象沉细，与症状不符。再询患者有无背恶寒、小便清长、四末易凉之表现，患者说有背恶寒、四末凉。故断定其为本虚标实，卫气不能卫外而为固。卫气来源于中焦，出于下焦，卫气不固是疗效不能巩固的主要原因。清肺泄热治标实的思路本没有问题，但是由于卫气不足，表气不固，所以症状反复，遂在原治疗方案基础上加用艾灸命门穴20分钟，腹针加气海、关元、双侧气穴，以加强下焦气化之力。调整治疗方案后，患者病情逐渐好转向愈。

（四）调中下焦治面抽

5年前一次很偶然的机会接诊了一位梅杰综合征的年轻患者。当年笔者在北大医院进修神经内科时对此病有所耳闻，比较难治，目前西医的主要治疗方法是肉毒素局部注射，但其疗效不能持续，治疗间隔越来越短，更无法治愈。由于本病和面肌痉挛有类似之处，中医一般认为多与风相关，属肝风上扰或虚风内动为多，于是就按治疗面肌痉挛采用祛风解痉法治疗，但一两次下来也是几乎没有什么效果，说明治疗思路不对。于是我又对病症重新审视：患者面部肌肉不自主痉挛反复4年，呈渐进性加重，同时伴有下颌关节拘紧不适，症状的轻重与情绪相关，舌体胖大，苔白水滑，脉沉细。虽然病位在上焦之颜面，但舌脉与肝风上扰或虚风内动的病机不符。根据舌脉特点，考虑为下焦气化不利，中焦水饮不化，水气上逆。许老曾经说，当人体阳气不足、无力气化的时候，水饮邪气就会上逆阳位，比如小青龙汤证的"咳逆倚息不得卧"、苓桂术甘汤证的"身为振振摇"、真武汤证的"振振欲擗地"，以及苓桂枣甘汤及桂枝加桂汤的"奔豚气逆"等。我从中领悟到，阳虚水湿上泛之时，亦可出现𥉂动之证。三焦是一个整体，又是气化的通道，于是把治疗的重心放到中焦与下焦，加强中焦的斡旋与下焦的气化，加强了督脉灸，患者病情出人意料地慢慢好转。

虽然并非所有病证都要从三焦辨证论治，但遇到一些疑难杂症，使用常规手段无法解决时，不妨从"三焦整体观念"的角度做一审视，对临床治疗不无裨益。

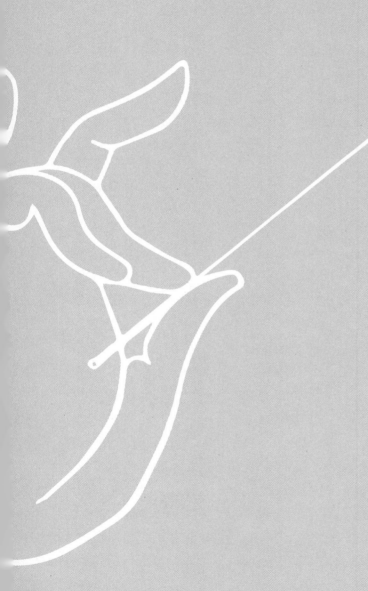

第三章

针法心得

在长期的临床实践特别是在中风病的诊治中，发现有部分患者因畏惧针刺感传的不适感而拒绝针灸治疗，于是笔者开始对头针、腕踝针、腹针等一些微针疗法进行临床尝试，并做了相应的课题研究，逐渐形成了不同针法的治疗特点。

一、腹针疗法

近20年来，笔者一直在研究、实践腹针，很好地传承了薄老的学术经验，对腹针疗法中的经典处方、针刺方法等有了一些体会与理解。

（一）腹针疗法经典处方解析

针灸治疗的理法方穴，是诊治过程的整体思路，处方中的穴位组合具有相对的针对性。"腹针疗法"根据疾病的共性，制定了几组常用处方。这些处方以传统脏腑经络立论，通过神龟全息图来调和脾胃，调畅气机，使人体之正气能够正常升降出入，从而达到治病的目的。从另一个角度来说，腹针疗法的核心思想是从"治人"的角度去辨证取穴，意在首先恢复人体的正常气机升降，而非简单地通过全息定位点取穴而达到"治病"的目的。

1. 天地针

腹针以神阙为中心，中脘为天，关元为地，故将此组合命名为"天地针"。

在此组合中，中脘穴本身是一个定位穴，浅刺在全息层面位于头（天）部，同时又是胃之募穴、八会穴之腑会，可用治一切腑病，尤以胃的疾患为先，有疏利中焦气机、补益中气之功。又因肺手太阴之脉"还循胃口"，胃足阳明脉"下膈属胃络脾"，小肠手太阳之脉"抵胃属小肠"，脾足太阴之脉"属脾络胃"，诸脏腑通过经脉与胃紧密相连。中脘作为胃腑的募穴，便可治疗各脏病及中焦所致诸疾，如"腹暴满，按之不下，取手太阳经络者，胃之募也"。（《素问·通评虚实论》）"背与心相控而痛，所治天突与十椎及上纪，上纪者胃脘也"。(《素问·气穴论》)"心下大坚"。(《针灸甲乙经·经络受病入肠胃五脏积发伏梁……》)"心痛身寒，难以俯仰，心疝冲冒，死不知人"。(《针灸甲乙经·六经受病发伤寒热病第一》)。该穴为手太阳、少阳、足阳明与任脉之交会穴，便可协调三阳之开阖。中脘沟通了任、督和足太阳经，使"腹募"与"背俞"的联系进一步增强。在腹针标准处方中，肩痛、颈痛、头痛、眩晕等处方均以中脘为第一穴，原因在于中脘不但有补益中焦、协助三焦气化、散精于五脏六腑的作用，而且还可协调太阳阳明经之开阖，使经气向外、向表布散。

所以在腹针临床治疗中，针刺中脘穴的意义并不在于针对某病某症，而在于调动脏腑精气，加强中焦运化，协调气机升降，它是腹针疗法补益人体正气的第一要穴。犹如《伤寒论》中的桂枝汤法，其作用靶点在营卫，营卫充实则能御邪于外，并非简单对应"太阳病，头痛，发热，汗出，恶风"等病症。当邪气亢盛，郁滞经络，正气难以驱邪外出时，桂枝汤有桂枝加葛根汤、麻桂合方等变化，腹针疗法同样有中脘配商曲（健）、滑肉门（患）等变化。当人体自身气血亏虚，无力驱邪时，有桂枝加附子汤、桂枝新加汤等变化，腹针中便有中脘配关元——天地针，中脘配下脘、气海、关元——引气归元之配伍。

关元穴同样是定位穴，全息层面位于骶尾（地）部，又为小肠经的募穴，别名丹田，有培肾固本，补气回阳之功。《会元针灸学》云："关元者，膀胱下口之关窍，关乎元气。《内经》曰'卫气出于下焦'而行于表，元阴元阳之交关，故名关元。"关元为关藏元气之所，中脘是元气生发之所，中脘与关元相配，便对人体元气的使用与关藏起到调控作用，同时关元又有对中脘的增益效应。《针灸甲乙经·腹自鸠尾循任脉下行至会阴》谓关元"在脐下三寸，足三阴经、任脉之会"，即任脉之气至此与足三阴之脉气开始贯通。而中脘为三阳经之交会，可司三阳经之开阖，故中脘、关元名为天地针，正是阴阳相配，"冲气以为和"的体现。同样，由中脘、下脘、气海、关元组成的引气归元，也是承秉阴阳冲和的思想所立，它是对天地针功效上的增益。

在临床上，人体之气血状态因人而异，在发病的各个阶段，其气血盛衰程度也随之变化。我们必须结合舌脉辨证，对人体正气盛衰有所判断，当正气相对充足时，可能只需要针刺中脘调和营卫即可，当正气进一步受损，需要配合关元甚至引气归元来补益人体正气，当正气虚衰时，我们还可以借助艾灸关元、气海来温通经络，补益元气。

2. 引气归元

引气归元由中脘、下脘、气海、关元组成。是在天地针的基础上加入下脘与气海两穴。从全息层面看，两穴位于人体的中部，与中脘、关元相合，通上达下，使人体形成一个完整的整体。脐上中脘与下脘，宣肺调中；下脘与气海位于脐之上下，健脾和胃，升清降浊；脐下气海与关元，益气补肾，从而具备宣上、调中、利下的三焦气化功能，亦有以后天养先天之意。《难经·四难》云："呼出心与肺，吸入肾与肝。"故此方有治心肺、调脾胃、补肝肾的功能。引气归元的组合不仅是对天地针功效上的增益，同时也加强了中焦气机的运化斡旋，沟通了上中下三焦脏腑功能。

3. 腹四关

滑肉门、外陵由于位于腹部九宫之四隅，均隶属于足阳明胃经，该组合有通行气血、调畅气机之功。其中，除九宫八廓取穴法之含义外，二穴所在的足阳明胃经是腹针疗法中非常重要的一条经脉。原因在于：①阳明经为多气多血之经，阳气最盛，循行于胸腹部阴经聚积之处，功能平衡胸腹部阴阳之气。《素问·金匮真言论》云："言人身之阴阳，则背为阳，腹为阴。"腹部有任脉、冲脉、肾经、脾经所循，阴气相对较盛，需要"两阳合于前"之阳明（《灵枢·阴阳系日月》）来固护腹部之阳以调和阴阳。②阳明经可以补充其他经脉的气血，以保证全身气血的充足。《灵枢·五味》云："胃者，五脏六腑之海也，水谷皆入于胃，五脏六腑皆禀气于胃。"倘若"胃虚则五脏六腑、十二经、十五络、四肢皆不得营运之气，而百病生焉"。（《脾胃论·大肠小肠五脏皆属于胃胃虚则俱病论》）所以，调整阳明经气血非常重要。在临床上，由梁门、天枢、水道组成的腹三焦，滑肉门、外陵组成的腹四关都是常用的处方。

"四关"一词首见于《灵枢·九针十二原》，"五脏有六腑，六腑有十二原，十二原出于四关，四关主治五脏，五脏有疾，当取之十二原"。古人从部位对四关的解释多定位于肘膝，如《类经》："四关者，即两肘、两膝，及周身骨节大关也。"事实上，我们不需要拘泥于"四关"的具体所指为何，古人善于取类比象，四肢腕、踝、肘、膝、肩、髋皆可为"四关"。《灵枢·九针十二原》云："粗守关，上守机""粗守形，上守神。"我们需要认识到，"四关"不仅通过标本根结与经络、腧穴密切相关，而且通过经络与脏腑紧密相连，所以，"四关"是脏腑经络气血流注的重要枢纽，调整"四关"，靶点也在于气血。正如《灵枢·小针解》中告诫："粗守关者，守四肢而不知血气正邪之往来也。上守机者，知守气也""粗守形者，守刺法也。上守神者，守人之血气有余不足，可补泻也。"

之所以取滑肉门、外陵为腹部"四关"，一是二穴为足阳明之经穴，如前所述，有和合腹部阴阳之功，此肾经、脾经无法替代；二是双侧滑肉门、外陵分居神阙四隅，互为上下、左右之阴阳；三是因为滑肉门、外陵在腹针神龟全息图中属于定位穴，分别代表肩部与髋部，故薄老借《灵枢》"四关"之名，定为腹四关，提示了腹四关在对气血转枢的重要作用。在临床实践中，针刺腹四关可充养和通利四肢的经气，可以调节气血的升降，在中风病肢体功能康复、髋膝骨关节病等疾病治疗中发挥着巨大的作用。由此可见，天地针、引气归元主要是调动、补益人体正气，而腹四关之功效，就是将所调动之正气运转起来。

4. 针刺深度

腹部腧穴在调理脏腑时表现为多个层次，而得气是针刺起效的关键，临床中可以通过进针的深浅来达到气至病所，即刺至病所，从而调整脏腑。一般来说，中脘、下脘、气海、关元宜深刺；外陵、滑肉门宜中刺，全息对应阳性点宜浅刺。

（二）腹针疗法中的"刺至病所"

"刺至病所"是薄智云教授在腹针疗法中提出的观念。"刺至病所"的含义是什么，其与"针至病所""气至病所"有何不同，是一个值得深思的问题。

1. "刺至病所"的含义

"刺至病所"与"气至病所""针至病所"仅一字之差，但其含义却各不相同。

"气至病所"的理论依据来源于《灵枢·九针十二原》的"刺之要，气至而有效"，即下针得气后，医者通过一定手法可使得气感应达到病变部位，如《针灸大成·经络迎随设为问答》云"有病道远者，必先使气直到病所"。

"针至病所"亦来源于《内经》，它更强调在辨证、辨经、辨病的基础上，针对人体血、痰、湿、液、皮、肉、筋、节、骨、结聚之类的疾病，突出刺法的不同以及针刺深度的各异，如《灵枢·官针》中提出的"九刺""十二刺""五刺"。

薄老认为，神龟图是身体在腹部的全息影像，当疾病发生时，该全息影像会随着疾病的程度轻重而变化。因此其"刺至病所"的含义是，用标准的套管针，针刺腹部神龟图中相应的腧穴，根据临床病症病位的不同，把握针刺的深浅，从而改善临床症候，称之为"刺至病所"。

"刺至病所"是依托于腹部神龟全息图的一种特殊刺法，它在脏腑辨证辨病的基础上，在腹部全息图上选取相应腧穴进行针刺，其刺法的精妙之处，涵盖了"气至病所"及"针至病所"。其一，"刺至病所"所引起的感传，多为隐性感传，无明显的向病性或循经性，以无规律的多向性感传为特征。其二，腹部神龟全息图是一个空间立体结构，其所对应的人体全息结构（关节、肌肉、神经走向以及全息经络循行）均有立体性，所以针刺的深浅，必然有全息层面的皮、肉、筋、节、骨、脏腑等层次的不同。在诊断明确的基础上，其病变部位无论从西医的肌肉、神经等解剖结构，还是中医的经络、脏腑，都可以在腹部神龟全息图的指导下，针对性地选择腹部腧穴、调整针刺深浅，达到"刺至病所"的目的。

2. "刺至病所"的刺法特点

虽然"刺至病所""针至病所"及"气至病所"三者侧重不同，但其最终的目的都是为了"气至而有效"。"气至"，俗称"针感"，亦称"得气"，这是人体之气对于针刺所产生的一种反应，也称为"气感"。所谓针感，一般指医者感到的针下有徐和或沉紧的感觉，同时患者也会在针下出现相应的酸、麻、胀、重等甚或沿着一定部位向一定方向扩散传导的感觉。不同的针刺手法所产生的针感各异，而不同的针刺方法其得气感的理解也各不相同。

腹针疗法所言"刺至病所"的得气感与教科书不同，它采用较细的毫针（套管针）快速刺入皮下，对腹部全息经络系统施以轻微刺激时，并不追求传统意义上的针感，而是当针尖刺到相应的深度时，病变部位的不适感，若风之吹云般的消失。腹针疗法中把这种患者可以没有任何感觉，或者仅仅有轻微的胀感，医者手下仅仅有谷气来之徐而和的感觉，或者手下有微微的抵触感称之为得气。薄老认为，"刺至病所"之所以能有效，是神阙与脏腑这个内脏封闭系统之间气机调整的结果，而当脏腑之间平衡有序后，再由脏腑之气对局部进行二次调整。这种由脏腑到肢节，由整体到局部的气机调整方式，具有很好的疗效稳定性。由此可见，腹针疗法中的"气至"或"得气感"，不以患者对针刺局部的主观感觉作为针刺是否适度的指标，而是以针刺后临床症候的改善作为针刺适度的客观指标。在腹针疗法实际操作中，如患者有明显循经感知称为"阈上刺激"，为经络显性感传者；无循经感知者称为"阈下刺激"，为经络隐性感传者，此正是《灵枢》所言"气至而有效"的具体体现。但无论有无循经感知，腹针疗法以临床症候改善为"刺至病所"有效的唯一标准。

再者，腹针疗法所提倡的是微痛与无痛刺法，故针具的直径选择标准定在 0.16 ～ 0.22mm，而针具的长短则根据患者腹壁的薄厚来选择，其手法为轻捻转慢提插。也正是因为其刺法的独特，使腹针成为无论是始龀小儿，还是耄耋老翁均能欣然接受的无痛针灸疗法，扩大了其治疗范围，同时为患者守神提供了条件。

3. "刺至病所"以腧穴位置精准为要

薄老认为："以神阙为核心的大腹部不仅存在着一个已知的与全身气血运行相关的系统，而且还存在着一个尚不被人知的全身高级调控系统。"并依此提出了以神阙为中心的腹部神龟全息图。腹部神龟全息图是腹针疗法临床取穴的基本依据，也是"刺至病所"的基本要素之一。

神龟全息图主要由腹部腧穴构成（图7）：中脘、阴都－头部；下脘、商曲－颈肩结合部；气海、气旁－腰部；关元、气穴－腰骶部；滑肉门、上风湿点－肩及上肢；外陵、下风湿点－髋及下肢。这些腧穴与人体相应解剖部位产生的应答关系，是从大量的实践经验以及临床反复验证而来的。同时，这种应答关系也被大量的临床病案证实了其疗效的可重复性。

　　穴位是针灸治疗的施治部位，每个穴位都是在体表的标准定位点，穴位的穴性是根据其在临床上的不同功能确定的，每一个穴位都具有一定的相对特异性。腹针中18个标准穴位都是已知的定位点，而绝不是任意点。腹针腧穴定位点的准确与否，直接关系到"刺至病所"的临床症候改善的程度。在临床带教与学习中，往往由于忽略了其标准化操作的规范而不能达到预期的疗效，所谓"差之毫厘，谬之千里"。因此，准确定位取穴是取得"刺至病所"的基本要求。

　　洛书之象（图8）为：戴九履一，左三右七，二四为肩，六八为足，五居中央。腹部神龟全息图的象与洛书的图象正好相符，从而说明了腹部神龟全息图除具备针灸经络腧穴的意义之外，还涵盖了阴阳五行、八卦易经医理的学说，也为"刺至病所"奠定了更加深厚的理论基础。薄老在《腹针疗法》一书中也同样提到，腹部八廓是调节内脏的系统，全息在浅层而内脏在深层，针刺深浅的不同所调节的系统也不一样，所以，临床上更需要我们精准把握"刺至病所"。

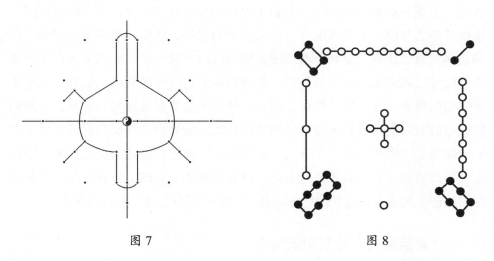

图7　　　　　　　　　　　　　　　　图8

4."刺至病所"处方配伍得当是关键

　　《素问·调经论》云："五脏之道，皆出于经隧，以运气穴。"又云："血气不和，百病乃变化而生。"脏腑气血津液通过输注经络以达四肢百骸营养全身。临床诊治中，腹针疗法以脏腑辨证、经络辨证为基础，强调"处方规范化"，重视诊疗过程中辨证论治以及理法方穴的形成，因此，合理的腧穴配伍是腹针疗法实现"刺至病所"的又一要素，这以脐为中心推出的经典处方、临床标准处方为代表。经典处方中天地针、引气归元、腹四关的配伍，均体现了先天补后天、三焦气机的调理、脾胃气机升降的机理，均体现调和阴阳、气血的重要意义。如中脘穴是腹针疗法中的要穴，它不仅是腹针中的全息位置的"头位"，同时又是胃之募穴、八会穴之腑会、交会穴。所以中脘不但有补益中焦、协助三焦气化、散精于五脏六腑的作用，还可协调太阳阳明之开阖，使经气向外、向表布散。而关元不仅是腹针中全息位置的"地部"，同时又是小肠之募穴。因此中脘与关元相配，便对人体元气的使用与关藏有一个调控作用，同时关元又是对中脘作用的增益。腹针疗法正是以这种精妙的腧穴搭配为基础，为"刺至病所"提供了坚实的理论依据。

除此之外，腹针疗法还提出临床处方的标准化，以西医诊断定位，治以相应的标准处方。如颈椎病、肩周炎的标准处方，把西医诊断与中医理法方穴进行有机结合，这也是腹针疗法的优势所在。肩周炎（肩凝症）的标准处方为：中脘、商曲（健侧），滑肉门三角（患侧）。方中以中脘调脾胃之气，协调三阳之开阖，商曲调肺气，以司气血的运行，滑肉门对应全息之肩，以调局部气血而止痛。健侧商曲搭配患侧滑肉门，既可以引健侧气血向患侧流注，也可以体现阴阳经互相配合，起到调和阴阳气血的功能。这种健侧与患侧搭配的思想，在"腹针疗法"的标准处方中是非常常见的。此外，一般病程较短的肩周炎，按标准处方针刺即可获效。如果出现夜间痛甚者，可加关元，体现了"病在上取之于下"，"从阴引阳"的治疗特点。由此可见，以传统中医脏腑辨证、经络辨证为基础，以腹部神龟全息图为依托，结合西医的定位诊断，制定合理的针刺处方，是"刺至病所而有效"的有力保障。

5. "刺至病所"诊断明确为先

根据"司内揣外""司外揣内"（《灵枢·外揣》）以及"有诸内者，必形诸外"（《丹溪心法·能合色脉可以完全》）的思想，任何发生在人体的某一部位上的病证，均可以落实到某一脏腑。所以明确疾病的诊断，是"刺至病所"的先决条件。从上文可以看到，在处方规范化性形成过程中，中西并举是腹针诊治疾病的特点。《腹针疗法》提出："先从诊断入手，再看辨证妥否，尔后操术勿躁，依情再做加减。"大量的临床实践证明，只要临床诊断准确，皆会做到手到病除。

"刺至病所"又是检验临床有无疗效的标准。如果未达到"刺至病所"的效果时，就要重新审视病症，纠正诊断，从而提高疗效。我曾治一例双下肢麻木的患者，无运动障碍，腰椎片提示有腰椎间盘病变，依据腰椎间盘病变的标准处方选取水分、气海、关元，加上双侧气旁、外陵进行治疗，症状无任何改善。故重新进行问诊及查体，发现其麻木呈阶段性感觉障碍（脊髓丘脑侧束受损），而导致麻木的病变部位位于颈椎，后患者核磁也证实颈椎有髓性改变，遂在上方的基础上加中脘、下脘，麻木迅速缓解。由此体会到，准确的中医诊断或西医诊断，是"刺至病所"的先决条件。

综上所述，"刺至病所"贯穿腹针疗法诊治过程的始终。从刺法特点，到腹部神龟全息图的定位精准程度，从临床配穴的合理性，到临床疾病诊断的准确性，无一不影响到"刺至病所"的临床效果。由于其刺法的微痛、无痛的特点，以及"刺至病所"时效性强、疗效稳定，被更多的患者所接受，被更多的医生所认可。

二、腕踝针

（一）腕踝针与六经

传统腕踝针是由中国人民解放军海军军医大学张心曙教授团队于20世纪70年代所创立，其主要特点为将身体两侧各分6个纵区，腕踝部各定6个进针点对应相应区域，根据病位出现区域选取对应进针点针刺，通常为皮下浅刺，不出现酸麻胀痛等针感即可起效。此操作简便易行、安全无痛。

我在临床中经常应用此法，并取得较好临床疗效。在欧洲讲学与临床带教时，因其浅刺、无痛的特点，深受欧洲同道追捧，有较强的可操作性与重复性。而当有人问及此法出处、与针灸传统理论渊源时，看似腕踝针与传统针灸经络理论少有相合，本人亦百思不得其解。

1985 年我得遇京城针灸名家王居易教授，受其经络医学尤以经络诊察为代表的理论启发，再次审视传统腕踝针法时，不禁豁然开朗。此后我将传统腕踝针同经络理论及经络诊察有机结合，互借所长，在其后十余载的临床中反复摸索实践，从针灸传统经典理论出发，进而阐述腕踝针理论依据，强调经络不可忽视、不能替代的根本作用，让中医疗法回归经典，在此特介绍如下。

1. 腕踝针分区"经络化"

腕踝针创立者张心曙教授将体表区域分成"两侧两段六个区"；前后正中线（任督二脉）划分左右两侧；以横膈水平面划分上下两段，每侧各段内划为六区。

稍加分析便不难发现，其分区方法在很大程度上与经络理论中的十二皮部对应区域相契合。人体十二正经在体表循行，循行部位必接受相应经络之气散布至体表以起濡养、润泽之功，故沿十二正经体表循行所构成的十二个皮肤区域即为"十二皮部"。《素问·皮部论》中有"凡十二经络者，皮之部也"的论述，将十二皮部为少阴经的分布区域定位于腹部中间，由此向两侧由内向外逐渐展开，则分别对应了厥阴经、太阴经、阳明经、少阳经，止于后背两侧太阳经，这与传统腕踝针分区方法，即把人体表面分为 6 个区（图 9、图 10），并用数字 1～6 分别命名是基本重合的。且其每一个区都与它所覆盖的内部各种组织器官相关联。

上述的分区方法实际上暗合了六经即十二正经在人体循行的路线。上 1 区位于小指侧的尺骨缘与尺侧腕屈肌腱间的凹陷处。手少阴心经循行路线，乃为"心手少阴之脉……循臂内后廉，抵掌骨锐骨之端，入掌内后廉。循小指之内出其端……"其他分区也基本符合此循行规律，因此经络循行及分布为腕踝针分区提供了初步的理论基础。

经络存在强大的气化功能，其在临床治疗时有着不可替代的作用，所谓"学医不知经络，开口动手便错"（宋·窦材《扁鹊心书》）。六经中因其各经特性不同，故其气化功用亦大相径庭。《素问·六微旨大论》指出："少阳之上，火气治之，中见厥阴；阳明之上，燥气治之，中见太阴；太阳之上，寒气治之，中见少阴；厥阴之上，风气治之，中见少阳；少阴之上，热气治之，中见太阳；太阴之上，湿气治之，中见阳明。"因此腕踝针分区进针点实则是按照六经中不同气化功能按照少阴、厥阴、太阴、阳明、少阳、太阳区分而得出的分区法。

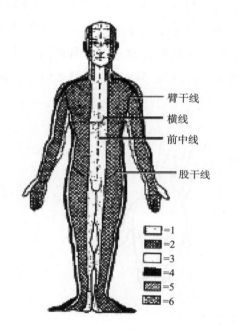 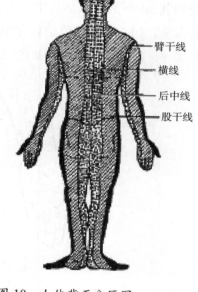

臂干线
横线
前中线
股干线

臂干线
横线
后中线
股干线

=1
=2
=3
=4
=5
=6

图 9　人体正面分区图　　　图 10　人体背面分区图

　　因此，腕踝针区域分布部位具有明显的经络特性。王居易教授认为，经络作为运行气血的通道，应该位于通道循行的"缝隙"中。中医经典理论认为人体分为以下五种组织：皮、肉、脉、筋、骨。《灵枢·经脉第十》："骨为干，脉为营，筋为刚，肉为墙，皮肤坚而毛发长。谷入于胃，脉道以通，血气乃行。"王居易教授将其称之为"五节"。而所有经络循行的"缝隙"应位于这"五节"之间的缝隙中，此理论与针灸名家杨甲三教授的"三边""三间"理论（即筋边、骨边、肉边；筋间、骨间、肉间）有相似之处。因此腕踝针其分区循行及进针点都位于经络循行的"缝隙"之中，这也为其临床疗效提供了关键的经络理论支持。

2.腕踝针进针点"腧穴化"

（1）各穴定位及主治：传统腕踝针进针点按身体分区的规律用数字 1～6 予以相应命名，以此确定治疗点。根据治疗点在腕与在踝的位置不同，将腕部治疗点定义为上 1 至上 6；踝部治疗点定义为下 1 至下 6。故全身左右两侧共 24 个治疗点。其定位大致位于两侧的腕横纹上 2 寸和踝关节上 3 寸的部位。如上 1 区定位记载在小指侧的尺骨缘与尺侧屈腕肌腱之间，腕横纹上 2 寸。其他进针点不再赘述。

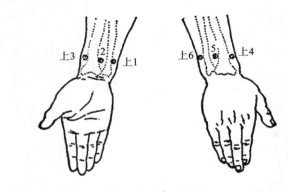

图 11　腕部进针点

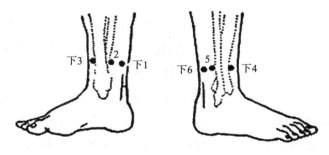

图 12　踝部进针点

在临床上，笔者不拘泥于传统腕踝针按照分区来确定其所覆盖范围内的功能主治，而是在其"区域主治"的基础上，强调以经络辨证为出发点，重视经络气化功能，将不同经络气化特点所致的不同病症作为取穴针刺的关键因素，将分区"经络化"的同时将各区进针点"腧穴化"。

在将传统腕踝针临床主治与六经主治做比较时发现，两者有高度的重合性，甚至一致性。例如上1主治病症：前额痛、眼睑肌痉挛、结膜炎、球结膜下出血、视力障碍、近视、鼻塞、流涕、三叉神经痛、面瘫、前牙痛、舌苔厚、舌痛、流涎、咽痛、扁桃体炎、感冒、胸前闷、频咳、心悸、恶心、呕吐、呃逆、厌食、食欲减退、失语、胸肋关节痛等，还有不能定位的一类症状。手少阴心经主治病症为："是动则病，嗌干心痛，渴而欲饮，是为臂厥。是心主所生病者，目黄胁痛，臑臂内后廉痛厥，掌中热痛。"

由于此法源于经典，我们便根据经典，结合腕踝针进针点主治功能，遵循十二经气化的特点，进一步详实扩充了腕踝针各区的临床主治功能，不仅便于临床医生理解记忆，而且更加贴合中医经典经络理论。在此其余各经不再赘述。

（2）各穴与特定穴的关联：①与五输穴的关联：《灵枢·九针十二原》曰："所出为井，所溜为荥，所注为输，所行为经，所入为合。"五输穴都分布在四肢肘膝关节以下，腕踝附近。对于五输穴的主治，《针灸甲乙经·病形脉诊第二》中载："荥输治外经，合治内腑。"《难经·六十八难》云："井主心下满，荥主身热，输主体重节痛，经主喘咳寒热，合主逆气而泄。"腕踝针各穴定位许多与五输穴中的输、经穴邻近，其临床治疗作用则不言而喻。②与原穴的关联：十二正经中分为阴阳各六经。其中六阴经原穴与输穴相同：肺经原穴太渊，心经原穴神门，心包经原穴大陵，脾经原穴太白，肾经原穴太溪，肝经原穴太冲。而阳经的输穴则为另外六穴：大肠经原穴合谷，小肠经原穴腕骨，三焦经原穴阳池，胃经原穴冲阳，膀胱经原穴京骨，胆经原穴丘墟。通过临床总结发现，阴经的原穴对于本经或表里经气血亏虚不足有着较强的补益作用，而阳经的原穴虽补益之功不强，但能以行代补，能够极大推动本经气血的流动，因此十二经原穴作用不可小觑。而腕踝针穴位或针刺点部位基本覆盖了十二经原穴之处，这种邻近性也极大丰富了其临床主治范围。③与络穴的关联：《灵枢·经脉》记载："经脉十二者，伏行分肉之间，深而不见……诸脉之浮而常见者，皆络脉也。"络穴主要可沟通互为表里二经之经气，加强其内在联系。手六经络穴为通里、内关、列缺、偏历、外关、支正；足六经络穴为大钟、蠡沟、公孙、丰隆、光明、飞扬。除公孙、大钟距离稍远外，其余络穴都位于腕踝针进针点附近或针尖所到处，因此其可更好地沟通本经与表里经气血，一穴两经，收效益佳。④与郄穴的关联：手足十二正经与阴维脉、阳维脉、阴跷脉、阳跷脉共有16个郄穴，分别为孔最、温溜、梁丘、地机、阴郄、养老、金门、水泉、郄门、会宗、外丘、中都、筑宾、交信、阳交、跗阳。其中梁丘、金门、水泉与腕踝针穴位相去较远，其他穴位均与其邻近。而郄穴的特性首分阴阳，阴经郄穴善于止血，阳经郄穴善于止痛，因此不难解释腕踝针为何对多数痛证有着立竿见影的效果。

(二) 腕踝针治疗选穴

应用腕踝针治疗，选穴是关键，这对于临床效果起着决定作用。笔者在临床中强调"先察经后取穴"。正如《灵枢·刺节真邪》所云："用针者，必先察其经络之实虚，切而循之，按而弹之，视其应动者，乃后取之而下之。"

我们以王居易教授经络诊察法作为腕踝针治疗选穴的基础，通过对六经肘膝以下腕踝以上循行部位察经，明确病变属于何经，归属腕踝针哪个区域，经络循行部位异常应与患者病患之处能够对应。之所以我们察经部位仅局限于此，是因为六经的特定穴，如五输穴、原穴、络穴、郄穴大多聚集于此，这些特定穴更能较为直观地反映出此经络气血状态或异常变化，且其本身也有极强的治疗作用。检查的具体方法则按照《灵枢·经水》记载的"审、切、循、扪、按，视其寒温盛衰而调之，是谓因适而为之真也"方法。

可将"审、切、循、按、扪"归纳为：医者需要首先审视经脉循行部位（审），用其手触摸经络（切），循推经络循行之缝隙（循），按压（按）和弹拨分肉之间，通过其指下的感觉（扪），察看经络有无异常变化。经络内联脏腑，外络肢节，因此疾患都可在与之相对应的经络上出现异常表现，通过人体的体表来认识经络，来探查疾病。外在经络状态是内在气血注于外的重要体现，通过经络的变动可以知晓内在脏腑异常，此为察外而知内也。实际上这五种方法在中医望闻问切中均涉及一部分，而最大的区别在于经络诊察主要是从经络的角度来进行。

而对于经络诊察出现的异常大致可分为以下8种：结节、结块、结络、脆络、局部肌肉紧张度增高、松软下陷、滞涩及水疱感。

如患者经络循行部位出现了上述任何一种或多种经络异常，则认为此一条或多条经络出现异常。此时即可选取与之相对应的腕踝针穴位来治疗：即在病症所在的同侧同区域选穴治疗。具体取穴时，横膈线以上的病症选腕部穴点，横膈线以下的病症选踝部穴点。如病症跨上下两分区时，则可同时取上、下穴点组方；如为前正中线病症，可选少阴上、下 1 组方。

（三）腕踝针操作方法

1. 针具选择

腕踝部位的组织较薄弱，故皆用短针平刺、浅刺，针具以 0.25mm×25mm 的毫针为宜。

2. 操作方法

（1）进针：常规消毒，医生左手固定穴点上部，以拇指拉紧皮肤，右手拇指在下，食、中指在上，夹持针柄，针体与皮肤呈 30° 角，快速进入皮下。然后轻捻针柄，使针体贴着皮肤浅层行进，以针下有松软感为宜。如患者有酸、麻、胀、痛、沉等感觉，表明针体已深入筋膜下层，属进针过深，宜将针外退至浅表处。刚开始进针时，局部可稍感疼痛，待刺入后多立即消失。为了保证针在皮下，针尖入皮肤后，放开持针手指，则针自然垂倒并贴近皮肤表面。进针方向以针尖朝病端为原则，如病症在指或趾，则针尖向下；在头胸或腰膝，则针尖向上。针刺深约 2mm 左右，患者皮肤的厚薄不同，进针深度亦不相同，进针后将针循纵线沿皮下平刺插入；但针少阴上下 1 组时，针体应与腕部或踝部的边缘平行。

（2）调针：针刺入过深，局部出现胀、痛感觉时，应将针退出，使针尖到皮下，重新平刺入更表浅部位，即皮下的缝隙中。针刺方向不正，应将针提至皮下，重新进针。针刺长度不够时，宜换针另刺，须注意，应略保留部分针体在体外。

此调针方法与传统针刺得气似乎矛盾，《灵枢·九针十二原》曰："刺之要，气至而有效。"而腕踝针不仅不要求得气，而且不可得气，此中缘由乃因其独特的刺法所决定，其中有腹针"刺至病所"的含义。《难经·七十一难》曰："经言刺荣无伤卫，刺卫无伤荣，何谓也？然：针阳者，卧针而刺之；刺阴者，先以左手摄按所针荣俞之处，气散乃内针。"《难经经释》曰：

"所谓刺阳，指卫而言，卫在外，欲其浅，故侧卧其针，则针锋横达，不及荣也；所谓刺阴，指荣而言，荣在内，针必过卫而至荣，然卫属气，可令得散，故摄按之，使卫气暂离其处，则针得直至荣而不犯卫也。"又曰："卧针之法，即《灵枢·官针》浮刺之法。"经释中提到的"卧针而刺""浮刺之法"等应暗指腕踝针刺法。刺有三才，所谓天地人者也。人有五节，所谓皮脉肉筋骨者也。此刺法应位于天部表浅之所，位于皮下肉上之处，若刺之过深，尤不当也。

笔者在临床中对于病变部位较广、病情较复杂者，选择对应穴位时常采用合谷刺。《灵枢·官针》讲："合谷刺者，左右鸡足，针于分肉之间，以取肌痹，此脾之应也。"此针法原本为一种形状像鸡足的刺法，一针刺入皮肤后从浅部出发先后向左右斜刺，形如鸡爪分叉，此为刺肉之法。然我借助合谷刺之型，针刺部位仍位于皮下，先将针在其对应区域缝隙中向前平刺，若刻下症改善不明显时，再将针退至刺入的原点不出针，分别再向病所方向沿左右行上述刺法。这样能将经络之气至于病所，一般来说，采取该种刺法后，刻下症或多或少均有改善。病变区域越大，病情越复杂，针刺左右两个方向之间的角度的大小，与病变区域大小、病变严重程度呈正相关性。合谷刺对本区域经气运行作用效果比单一刺法循经导气效果强烈，通常在留针候气后经络气血得以复通，经脉气血灌溉调整至病所，原先的经络异常也可在一定程度上得到改善，甚至消失。

笔者对于腕踝针在临床中的应用不强调补泻一说，完全根据选择治疗点所在经络其气化功能特点以及刻下经络气血的自身状态，完成调整补泻之意。至于针刺方向通常为针尖朝向病所，以图引导气血流灌至所需调整之处。

（3）留针：对于一般病症通常留针30分钟，治疗结束后随即将针取出；对于某些疼痛性病症，或慢性病无精神障碍、且能配合治疗者便可延长留针时间，一般留针时间不超过8小时，门诊患者不建议留针时间过长，病房患者可适当延长。对于长留针的患者需要注意以下事项：首先确保针体刺入应为皮部，术者操作时进针后指下感觉应顺畅无阻，同时患者无痛感、无酸麻胀重得气感，且带针活动时不因刺痛、酸胀等不适感而影响关节活动。留针时一般采用透气性较好的纸胶带或脱敏胶带固定针柄。胶带固定时应与针柄成直角，针柄居于胶带正中无偏斜，一旦出现不适，立即出针。

（四）小结

本章节中首先明确指出腕踝针基本分区与六经所在体表循行部位基本契合，此乃其重要经络基础，初步完成了腕踝针区域"经络化"；同时腕踝针区域主治病症在尊重"经络所过，主治所及"的基础上，还进一步强调应与六经气化特点相结合，补充加入了可治疗经络气化异常所致的疾病，从而进一步拓宽腕踝针的临床主治范畴；最后通过将腕踝针进针点"腧穴化"，较为详细比较及归纳其与六经中某些特定穴的重叠性、临近性或贯通性，从腧穴理论层面阐述腕踝针进针点的中医起效机制。因此，腕踝针与六经之间有机联系，乃是笔者在张心曙教授所创制的传统腕踝针基础上，结合中医经络经典理论，受王居易教授经络诊察法启发，通过随后十余载的临床不断摸索，逐渐总结积累的结果。本章从经络经典理论引证腕踝针乃根植传统，尊崇六经之法，时刻提醒临床医者对于腕踝针一定要溯本求源，不可单纯追求"术"而抛弃"法"与"道"，否则必将使之成为无根之木，无源之水；希望能抛砖引玉，启发读者，以期日后腕踝针理论探讨及临床应用取得更大的发展与进步。

三、头部腧穴与头针疗法

头部腧穴是指传统针灸学中十四经分布在头部的腧穴，仅指头部生发部位的腧穴，不包括颜面部腧穴。头针疗法由山西焦顺发于 1971 年首先提出，是按大脑皮层功能分区定位，在特定穴线进行针刺治疗的一种方法。目前头针发展为各种不同流派，应用广泛。1984 年 5 月世界卫生组织西太区会议公布了《头皮针穴名标准化国际方案》。

头为诸阳之会，也是经络聚集之处，《素问·脉要精微论》中曰："头者，精明之府。"张介宾注："五脏六腑之精气，皆上升于头。"指出头部与人体内的各脏腑器官的功能有密切的关系。《灵枢·邪气脏腑病形》说："十二经脉，三百六十五络，其血气皆上于面而走空窍。"头部经络之间如网络般纵横交错，将头与人体五脏六腑四肢百骸联系起来。因此通过刺激头部经络即可调节五脏六腑之功能，这为针刺头部腧穴治疗全身多种疾病提供了理论依据。

从三焦部位而言，头部在上属上焦，能够正确熟练地从头部腧穴入手，同样可以起到宣上焦而畅三焦的作用。

对头部腧穴的治疗作用的总结以及头针疗法的提出，是古人及今人对脏腑、经络不断深入认识的结果，是临床经验的总结。经络和腧穴是针灸治病的基础，灵活运用头部腧穴以及头针疗法，往往是体现针灸水平高低的重要方面。下面做具体介绍。

（一）头部腧穴定位

头部腧穴均分布在十四经脉的阳经上，具有一定的规律性。《灵枢·海论》曰："脑为髓之海，其输上在于其盖，下在风府。"指出脑为髓海，其脑气输注部位，上在头盖部位（百会穴），下在风府穴。《素问·气穴论》说："头上五行，行五，五五二十五穴。"所谓"五行"指行于头部之经脉，"五五二十五穴"包括行于头部正中线上的督脉穴位以及行于督脉两旁的膀胱经和胆经穴位。督脉穴位分布在头部正中线上；足太阳膀胱经穴位分布在头正中线两旁的第一侧线上，距正中线 1.5 寸；足少阳胆经分布于头正中线两旁的第二侧线上，距头正中线 2.25 寸；手少阳三焦经的腧穴多分布在耳后；足阳明胃经、足少阳胆经的部分腧穴分布在头颞侧部位（图 13）。

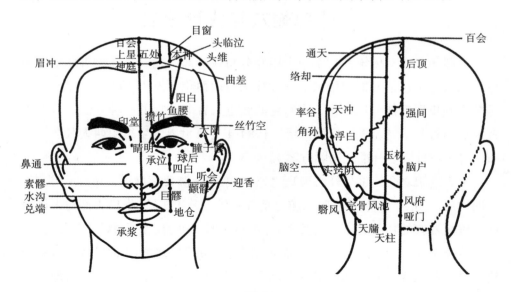

图 13

头部腧穴具体的定位操作，一直是临床实操的难点，要解决这一难题，需从三个不同角度去寻找头部腧穴的标志点与标志线，定好头部正中十字标志线、前后横线及 5 条旁开线。

头部被头发覆盖，头部腧穴位置无法一目了然，因此往往需用手仔细触摸，配合视觉去衡量，根据颅骨的骨性标志、骨度分寸的连线以及发际标志来确定。常用的标志线如下。

1. 头部正中十字标志线

头部腧穴定位需首先定好头部的十字标志线，分为正中纵线与正中横线。

（1）正中纵线：正中纵线由前发际至后发际为12寸。如前发际不明，从印堂（两眉凹陷中）至前发际为3寸，若延至哑门穴（颈枕结合部）为15寸；若后发际不明，则从哑门穴至大椎穴（第七颈椎下）为3寸，印堂穴到大椎穴为18寸（图14）。

正中纵线上取穴方法：先定位百会，再以百会为中心，分前后两段取穴，前段神庭（正中纵线上，入发际0.5寸）至百会（正中纵线与正中横线交点），后段百会至哑门。前段由前向后依次排列的为神庭、上星、囟会、前顶、百会；后段依次排列的为后顶、强间、脑户、风府、哑门。

（2）正中横线：即两耳尖向上连线，在头顶部的中央凹陷中（百会穴）汇合。正中纵线与正中横线相交，在头部形成十字交叉（图15）。

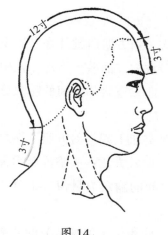

图 14

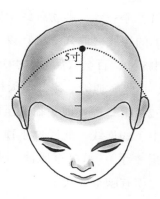

图 15

2.头部前后横线定位

（1）前横线：左右头维穴（发际标志处，取本穴可令患者做咀嚼动作，其咀嚼时额角发际颞肌活动处即是此穴）连线交汇于神庭穴。左右头维两穴之间为9寸。本横线主要腧穴为神庭（正中纵线上，入发际0.5寸）、本神（前额入发际0.5寸，神庭旁开3寸）、曲差（前发际正中直上0.5寸，旁开1.5寸，即神庭与头维之间外2/3与内1/3交点上，神庭与本神中点）、头临泣（瞳孔直上，入前发际0.5寸，神庭至头维之间1/2处）。

（2）后横线：耳后两完骨穴（乳突后下方凹陷处）之间为9寸（图16）。

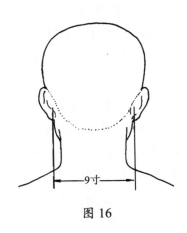

图 16

3.头侧部旁开线的定位

（1）旁一线：即膀胱经上曲差穴至天柱穴（斜方肌肌腱外缘之后发际凹陷中）的连线。取穴方法：以络却分前后两段取穴。曲差至络却（正中纵线旁开1.5寸，百会穴后0.5寸）；络却至天柱。曲差至络却之间的腧穴分别为五处、承光、通天。络却至天柱则仅有玉枕一穴。

（2）旁二线：即头临泣至风池穴（胸锁乳突肌上端与斜方肌上端之间的凹陷中）的连线。此线位于顶骨结节的内侧。取穴方法：头临泣至承灵（头临泣后3寸）；承灵至风池。头临泣至承灵之间的腧穴为目窗、正营。承灵至风池仅有脑空一穴。

（3）旁三线：即头维穴至完骨穴的连线。此线位于顶骨结节的外侧。取穴方法：头维至天冲（耳根后缘直上，入发际 2 寸）；天冲至完骨。头维至天冲无腧穴，天冲至完骨连线均分为 3 段，有 4 个穴点，分别为天冲、浮白、头窍阴、完骨。

（4）旁四线：即头维至曲鬓（耳前鬓角发际后缘与耳尖水平线的交点处）的连线。取穴方法：将此线均分为 4 段，有 5 个穴点，分别为头维、颔厌、悬颅、悬厘、曲鬓。

（5）旁五线：即翳风（耳垂后凹陷处）至角孙（耳郭向前折曲，耳尖正上方入发际处）连线。取穴方法：将此线均分为 3 段，有 4 个穴点，从上向下分别为角孙、颅息、瘈脉、翳风。

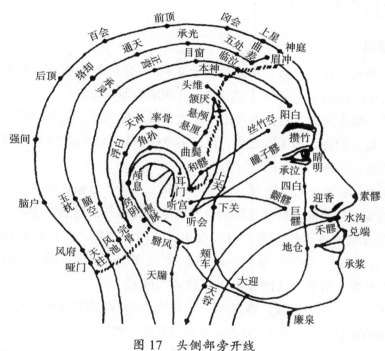

图 17　头侧部旁开线

4. 头部腧穴定位取穴要点

（1）要熟练掌握头部腧穴的定位线，只有掌握好定位线，才能准确定位相应腧穴。

（2）要在熟悉定位线的基础上，掌握每条定位线上腧穴分布的相应分寸。

（3）在头部揣穴定位常以正中线的督脉腧穴作为重点定位穴来查找相应腧穴，既易寻找，又便于记忆。其中百会穴是最重要定位穴，如以百会为中心，定位前后左右1寸的四神聪，旁一线的通天穴、承光穴等。同理，以督脉腧穴为参考标准来查找旁线上的相应腧穴，就不是什么难事，如脑户旁一线的玉枕，旁二线的脑空穴等。

（4）根据临床经验，取穴时一定要仔细揣穴，体会在相应的位置上出现的阳性反应点，这对临床诊断与治疗都大有帮助。

（二）头部常用腧穴

1. 督脉

（1）神庭：正中纵线，前发际线上0.5寸。发际线不明或脱发者，两眉之间的正中凹陷点（印堂穴），直上3.5寸凹陷处即为此穴。

穴解：脑为元神之府，本穴位于额上，额又称天庭，故名神庭。神庭穴为督脉、足太阳经、阳明经之会，该穴名意指督脉的上行之气在此聚集，位于脑海前庭，为神志所在。

功能主治：有宁神、开窍、疏郁、镇痛、止晕、定惊之功。有报道称神庭穴可改善额叶功能，抑制皮层的自发放电，促进紊乱的脑功能趋于平衡协调，从而起到安眠作用。常与百会合用，共同调神定志。治疗鼻病，与攒竹、迎香、风门、合谷、至阴、通谷合用（《备急千金要方》）。治疗风痫，与百会、前顶、涌泉、丝竹空合用（《针灸大成》）。

（2）上星：正中纵线，前发际线上1寸。发际线不明或脱发者，两眉之间的正中凹陷点（印堂穴），直上4寸凹陷处即为此穴。

穴解：属督脉第23穴，出自《针灸甲乙经》。别名：鬼堂穴（《备急千金要方》）、明堂穴（《太平圣惠方》）、神堂穴（《针灸聚英》）。穴名释义：上，代表头部，人头形图似天，有上升的意思，此穴高居头上；星，天上之星，如星在上知，星又指精，也是万物中最出色的一部分，正所谓"万物之精，上为列星"，类似一颗上升的星辰，故名上星。这里也是阳精聚集的地方。该穴又称"明堂"，道教称两眉之间为天门，入内一寸为明堂。此穴能保持人体头脑清晰明了，犹如黑夜里的星星与明灯，且该穴高居头部，所以又被称为明堂、神堂。

功能主治：有清头目，安神志之功效。可治疗头面五官疾病、癫狂、痫证、小儿惊风等。可配合囟会、前顶、脑户、风池治疗面赤肿痛（《备急千金要方》）。配合肝俞治疗鼻塞不闻香臭（《针灸资生经》）。

（3）前顶：在正中纵线上，百会穴向前 1.5 寸凹陷处。

穴解：顶，指颅顶。穴在颅顶之前方，与后顶相应，故名前顶。

功能主治：主治癫痫、头痛、眩晕、鼻渊、目痛、颜面浮肿、小儿惊痫等。《针灸甲乙经》："风眩目瞑，恶风寒，面赤肿。"《针灸大成》："前顶主头风目眩，面赤肿，水肿，小儿惊痫，瘛疭，发即无时，鼻多清涕，顶肿痛。"《针灸资生经》配五处治头风目眩、目戴上（即两目上吊）。

（4）百会：位于颠顶，十字标志线的交叉点即是。

穴解：《针灸甲乙经》谓其为"督脉，足太阳之会"，《针灸聚英》又谓其"手足三阳，督脉之会"，《类经图翼》在此基础上又增补足厥阴亦会于此。故百会为手足三阳经、督脉、足厥阴经交会之处，古人又称百会为"三阳五会"。

功能主治：百会为经脉交会之要穴，又为督脉之大穴，督脉又与脑关系密切，所以人体之精气可以通过百会散布于脑，奉养心神，调节人体的精神状态。王执中在《针灸资生经》曾云：百会主"无心力，忘前失后"，又治"思虑过多，心下怔忡或自悲感慨"，可见调节百会穴可奉养元神，有健脑益髓、益心安神之功。临床上采用安神定志之法时，百会为必选之穴，应用十分广泛。治疗头痛，可配风池、太阳；少阳头痛配合率谷、外关、足临泣；太阳头痛配合天柱、脑空、后溪；阳明头痛配合阳白、攒竹、合谷。治疗中气下陷，内脏下垂，配合足三里、长强、承山（《针灸临床经验辑要》）。

（5）后顶：在正中纵线上，百会穴向后 1.5 寸凹陷处。

穴解：穴在颅顶之后方，故名后顶。别名交冲。

功能主治：《针灸甲乙经》谓其"风眩目眩，颅上痛，后顶主之"，主治头痛、眩晕、项强、癫狂、痫证、烦心、失眠。风眩可配合玉枕、颔厌；颈项痛恶风寒，可配合外丘（《针灸资生经》）。

（6）风府：在正中纵线上，后发际正中上推至枕骨而止即是本穴，若无发际，则从项部两侧斜方肌之间凹陷，向上推至枕骨下凹陷即是。

穴解：风府，风，指风邪；府，指脏腑，穴名出自《素问·气府论》，又名舌本穴、鬼穴等。是足少阳与阳维脉交汇穴，是治风要穴，又为十三鬼穴之一，主治一切癫狂病。

功能主治：《灵枢·海论》谓"脑为髓之海，其输上在于其盖，下在风府"，风府穴位置特殊，紧邻枕骨大孔，深部为延髓，故脑部疾病多取风府穴治疗，常有奇效。治疗风证，常配百会（《行针指要赋》）；治疗狂证，常配昆仑、束骨（《备急千金要方》）；治疗不能言语，常配合承浆（《针灸资生经》）；治疗鼻衄，配合二间、迎香（《针灸大成》）。

2. 足太阳膀胱经

（1）通天：旁一线，承光与络却之间中点即是。百会穴旁开 1.5 寸，再向前 1 寸凹陷处即是。

穴解：通指通达，天指高位，本穴为足太阳膀胱经至高之位，富有天象故名，又名天臼。

功能主治：针刺该穴能够疏通膀胱经气，疏散表邪，宣通肺气而利鼻窍，具有通鼻窍、泻风热之功效，主要治疗五官科病证。常用于治疗鼻炎、衄血、头痛等。治疗口歪、鼻多清涕，配合承光（《针灸资生经》）；治疗鼻炎，配合印堂、鼻通、迎香（《靳三针疗法》）。

（2）玉枕：旁一线，与脑户平。横平枕外隆凸上缘。

穴解：枕骨两旁的突起称为"玉枕骨"，穴当其处，故名。《会元针灸学》曰："玉枕者，玉者贵重也，枕着，枕骨也。仰卧着枕，脑后之骨要保重甚于执玉，故名玉枕。"

功能主治：功擅祛风邪、清头目，主治恶风寒，鼻塞，不能远视，头痛，眩晕。治疗恶风寒，常配大杼、肝俞、膈俞、陶道（《针灸聚英》）；治疗鼻塞，配合百会、明堂、头临泣；治疗项痛，常配完骨（《针灸资生经》）。

（3）天柱：旁一线，与哑门平。当斜方肌外缘凹陷中。

穴解：《穴名释义》载："人体以头为天，颈项犹擎天之柱，穴在项部方肌起始部，天柱骨之两旁，故名天柱。"释义为：天，指上部，人体头部；柱，楹意，指支柱，喻人体之颈项。该穴位于项部斜方肌起始部，天柱骨（颈椎骨）上端，支撑头颅，意示擎天之柱而名。

功能主治：清理头目，强健筋骨。该穴是治疗头部、颈部、脊椎及神经类疾病的首选穴之一。主治项强、肩背痛、高血压、目眩、头痛、目赤肿痛；癫狂，小儿惊痫；哮喘。治疗头痛，配合陶道、大杼、孔最、后溪；治疗目眩、目不明、目如脱，配合陶道、昆仑（《备急千金要方》）；治疗项如"拔"，配合强间（《针灸资生经》）。

3.足少阳胆经

（1）头临泣：旁二线，当两目平视，瞳孔直上入发际 0.5 寸。

穴解：足太阳、少阳、阳维之会。头，指本穴在头部，有别于足临泣之穴。临，居高位而朝向地位也，此指穴内气血的运行变化为由上而下。泣，泪水也。

功能主治：《铜人腧穴针灸图经》曰："治卒中风不识人，目眩鼻塞，目生白翳，多泪。"《神应经》曰："白翳：临泣、肝俞。"

（2）本神：当正中纵线旁开 3 寸，前发际内 0.5 寸。取穴时先取神庭穴，再旁开 3 寸即是。

穴解：为足少阳胆经脉气所发，足少阳与阳维脉交会之处。本，指根本，穴在神庭旁，居头部。头为元神所在，治疗神志病要穴，故名。《针灸穴名解》曰："穴在前额发际，内应于脑……故善治有关神识诸病，如惊痫、癫风、神不归本等证，故名本神。"

功能主治：西医学认为大脑额叶与精神活动有关，位于前额，针刺本神可直达病所，影响脑额叶的功能活动，有疏调元神气机、平肝息风之功效。治疗惊痫，常配前顶、囟会、天柱；治疗胸胁相引不得倾侧，常配颅息（《备急千金要方》）。

（3）率谷：旁五线，即耳郭外圈，耳尖上方，入发际 1.5 寸。

穴解：属足少阳胆经在头上的经穴，是足太阳膀胱经与足少阳胆经的交会穴。率，循也。山间之凹陷处为谷。穴在耳上入发际一寸五分，循按穴处凹陷得名。古代文献最早见于《针灸甲乙经》："率谷，在耳上，入发际一寸五分，足太阳、少阳之会，嚼而取之，刺入四分，灸三壮。"

功能主治："醉酒风热发，两角眩痛，不能饮食，烦满呕吐，率谷主之"。

（《针灸甲乙经》）"率谷……针三分，灸七壮。开口刺，痛则泻，眩晕则补"。（《类经图翼说》）"偏正头风痛难医，丝竹金针亦可施，沿皮向后透率谷，一针两穴世间稀"。（《玉龙歌》）"治疗膈胃寒痰，配膈俞"。（《针灸资生经》）

（4）脑空：旁二线，风池穴直上，与脑户穴相平。

穴解：别名为颞颥。《针灸甲乙经》记载"脑风目瞑，头痛，风眩目痛，脑空主之"。穴在脑户旁，内应于脑，夹玉枕骨下陷中，是脑骨之空处也（《医经理解》）。为治疗脑疾之要穴。

功能主治：功能祛风清热，醒神活络。擅治疗目眩、目赤肿痛、癫狂痫、头痛、感冒、肩颈痛等。常与脑户配合，治疗脑疾。（《靳三针疗法》）

（5）风池：旁二线，胸锁乳突肌上端与斜方肌上端之间的凹陷中。

穴解：穴在颞颥后发际陷者中，穴处凹陷似池，为治风之要穴，故名。交会穴，为手足少阳、阳维和阳跷之会。

功能主治：《灵枢·海论》指出，"脑为髓之海，其输上在于其盖，下在风府"。风池穴位居髓海之下，故刺之可充养髓海、聪耳明目，因此可治疗因气血亏虚不能上充髓海而发的眩晕。《针灸大成》认为："凡患风痛疾，发则躺仆在地，灸风池、百会。"唐代孙思邈的《备急千金要方》指出："风池、迎香、水沟，主喎僻不能言。"又强调："偏正头风，风池、合谷、丝竹空。"由此可见，风池穴有平肝息风、开窍化痰的功效，尤其适用于痰饮头风一类的病症，故可治疗风痰上扰、蒙蔽清空而发的眩晕；《针灸聚英》所言："头晕目眩，要觅于风池。"故风池能起到通调经脉、平息眩晕的作用，在临床中被广泛运用于治疗风邪为患的急症、痛证等诸多病症。

（6）完骨：耳周，耳后乳突后下方凹陷处。

穴解：完骨，即耳后高骨，现称乳突。穴在完骨后下方，故名。为交会穴，足少阳胆经与足太阳膀胱经之交会穴。

功能主治：本穴功善擅祛风、清热、宁神，疏通二经之经气。《铜人腧穴针灸图经·卷三·侧头部分左右凡二十六穴》载完骨二穴在"耳后入发际四分"，可"治头痛烦心，癫疾，头面虚肿，齿龋偏风，口眼喎斜，颈项痛不得回顾，小便赤黄，喉痹颊肿"。《针灸大成·卷七·足少阳胆经》对其位置、主治有所阐明，"完骨，在耳后入发际四分。足少阳、太阳之会……主足痿失履不收，牙车急，颊肿，头面肿，颈项痛，头风耳后痛，烦心，小便赤黄，喉痹齿龋，口眼㖞斜，癫疾"。治疗颈项痛，配颔厌（《针灸资生经》）；治疗癫狂，配风池；治疗喉痹，配天容、气舍（《针灸甲乙经》）。

4. 手少阳三焦经

（1）角孙：耳尖正对发际处。

穴解：角即角隅，孙指孙络，此穴在颞颥部，相当于耳上角对应处，在手少阳支脉别行之处，故名角孙。是手太阳小肠经、手足少阳三焦经的交会穴。

功能主治：功能清风、散热。治疗耳部肿痛，目赤肿痛，齿龈肿痛，痄腮，项强，头痛等。治疗牙痛，配小海（《针灸大成》）。

（2）翳风：在耳垂后，乳突与下颌骨之间凹陷处。

穴解：翳，蔽也。穴在耳后凹陷，擅治疗风邪。犹如耳后遮蔽处风穴，故名。翳风穴最早见于《针灸甲乙经》，是手少阳三焦经穴，同时也是手、足少阳经之会穴。

功能主治："痓，（喑）不能言，翳风主之"。（《针灸甲乙经》）"主耳鸣耳聋，口眼㖞斜，脱颔颊肿，口噤不开，不能言"。（《针灸大成》）该穴位于耳垂后方，当乳突与下颌角之间的凹陷处，在解剖学上相当于茎乳孔的体表投影点。其下面有腮腺、颈外静脉、迷走神经、舌下神经、面神经干、舌咽神经和耳大神经等多种组织结构。针刺该穴可促进局部血液循环，使气血调和，经脉通畅，常用于治疗面神经麻痹、腮腺炎、神经性耳聋、三叉神经痛等。治疗耳聋，配会宗、下关（《针灸甲乙经》）；治疗暴痦不能言，配通里（《针灸资生经》）；治疗过敏性牙痛，配曲鬓、头维、风池、太阳（《新针灸学》）。

（3）耳门：在耳屏上切迹前，当开口凹陷处。

穴解：穴在耳屏上切迹前，主治耳聋耳鸣，犹如耳之门户，故名。

功能主治：《会元针灸学》："耳门者，肾气朝耳之所入，三焦之原气和于胆之所出。"针刺该穴可以激发三焦经气，协调人体功能，具有通调三焦、调畅气机之效。《针灸甲乙经》："耳聋鸣，头颌痛，耳门主之。"治疗重听无所闻，配合风池、侠溪、翳风、听宫、听会（《针灸大成》）。

5. 足阳明胃经

头维：旁三线，头正中线旁开 4.5 寸。其下解剖结构为颞肌对应处，故取本穴可令患者咀嚼，额角发际肌肉活动处即是。

穴解：维，指维护之意。足阳明脉气行于人身胸腹头面，维络于前，故有"二阳为维"之称。穴为阳明脉气所发，在头部额角发际处，故名。头维是交会穴之一，足少阳、阳维经之会。

功能主治：头维除治疗本经病证外，还可治疗足少阳为病和阳维为病的头痛。治疗头痛目痛，可配大陵（《备急千金要方》）；治疗眼睑瞤动，配攒竹；治疗迎风流泪，配睛明、头临泣、风池（《针灸大成》）。

6. 经外奇穴

四神聪：距百会穴前后左右各 1 寸处，分别在正中纵线、正中横线上，共四个穴点。

穴解：四神聪穴居于颠顶，前后二穴在督脉循行线上，左右二穴旁及足太阳经脉，督脉"贯脊属肾，入属于脑"，足太阳膀胱经"上额交颠，从颠入络脑"。

功能主治：四神聪位于颠顶三阳五会之所，针刺可调节一身之阳气并引阳入阴，调畅气血，达到清利头目、镇静安神、醒脑开窍的功效。临床常用来治疗头痛、眩晕、失眠、健忘、癫痫等。

（三）头针疗法的穴线定位及功能

头针疗法是传统针灸学脏腑经络腧穴理论、现代神经解剖学大脑皮质功能定位理论及生物全息理论相结合的产物，其临床治疗范围也因此扩大，除了脑源性疾病，涉及内、外、妇、儿、五官诸科病证。头针发展至今，虽形成了诸多的头针流派，但临床取穴仍以国标为基准，根据临床证候不同，特别是以脑源性疾病为主时，参照焦氏头针的主治功能，以及取穴方法进行相应的调整。（图 18-20）

1. 额中线

自神庭穴起，沿督脉向下 1 寸的直线。

主治：神志病，头、鼻、舌、咽喉病等。

2. 额旁 1 线

自眉冲穴起，沿膀胱经向下 1 寸的直线。在临床应用时，往往在眉冲和曲差穴之间，轻弹或者触摸，以其反应点为针刺的刺入点。

主治：肺、支气管、心脏等上焦病证。包括临床所见的胸痛、胸闷、心悸、冠状动脉供血不足、哮喘、呃逆等。

3. 额旁 2 线

自头临泣起，沿胆经向下 1 寸的直线。在临床应用时，往往在头临泣和本神穴之间，轻弹或者触摸，以其反应点为针刺的刺入点。

主治：脾、胃、肝、胆、胰等中焦病证。包括临床所见的胃脘胀满、腹痛、腹泻、腹胀、胸胁胀痛、反酸呃逆等。

4. 额旁 3 线

自胃经头维穴内侧 0.75 寸起（即本神穴与头维穴连线中点），向下 1 寸的直线。在临床应用时，往往在本神和头维穴之间，轻弹或者触摸，以其反应点为针刺的刺入点。

主治：肾、膀胱、泌尿生殖系统等下焦病证。包括临床所见的妇科疾病，痛经、月经不调、带下病、泌尿系感染所致尿频急痛、肾虚尿频、子宫脱垂可配合顶旁 1 线等。

5. 顶中线

在头顶部正中线，即从督脉百会穴

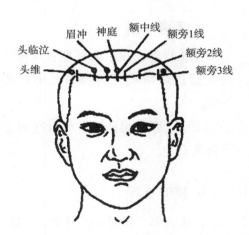

图 18　国际标准头穴前面图（1）

至前顶穴。

主治：腰腿足病证，如瘫痪、麻木、疼痛及皮层性多尿、脱肛、小儿遗尿、高血压、头顶痛等。

6. 顶颞前斜线

在头部侧面，起自前神聪穴，止于悬厘穴。此处相当于大脑皮质中央前回在头皮上的投影，是脑部运动神经的中枢部分。

主治：将其分为五等分段。上 1/5 段，治疗对侧下肢瘫痪；中 2/5 段，治疗对侧上肢瘫痪；下 2/5 段（言语一区），治疗中枢性面神经瘫痪、运动性失语、流口水、发音障碍、脑动脉硬化等。

7. 顶颞后斜线

在头部侧面，起自百会穴，止于曲鬓穴。与顶颞前斜线平行，相距 1.5 寸。此处相当于大脑皮质中央后回在头皮上的投影，是脑部感觉神经的中枢部分。

主治：全线分为五等分段。上 1/5 段，治疗对侧腰腿痛、麻木、感觉异常及后头痛、颈项痛和头鸣；中 2/5 段，治疗上肢疼痛、麻木、感觉异常；下 2/5 段，治疗对侧头面麻木、疼痛、偏头痛、三叉神经痛、牙痛、下颌关节炎等。

8. 顶旁 1 线

在头顶部，顶中线外侧，从膀胱经承光穴向后引一直线，长 1.5 寸。也是大脑皮层所投射的旁中央小叶处，是中枢神经控制下肢以及膀胱直肠部分。

主治：腰腿足病证，如急性腰扭伤、皮层性多尿、夜尿、脑源性便秘或子宫脱垂等。

9. 顶旁 2 线

在头顶部，顶旁 1 线外侧，由胆经正营穴向后引一直线，长 1.5 寸。

主治：肩臂手病证。脑血管病所致的肩肘综合征等。

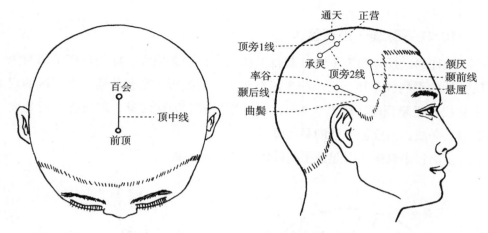

图 19 国际标准头穴头顶图、侧面图（2）

10. 颞线

（1）颞前线：在头的颞部，起自颔厌穴，止于悬厘穴。此线临床常常与顶颞前线下 2/5 段联合使用，治疗脑源性的失语等。

主治：偏头痛、运动型失语、周围性面瘫、口腔疾病。

（2）颞后线：在头的颞部，起自率谷穴，止于曲鬓穴。此线临床常常与焦氏头针的晕听区联合使用。晕听区的定位以率谷穴为中心，向前后引一条平行线，大约 4cm 左右。此处也是脑皮质的颞上回的后部的投影，属于中枢神经感觉性失语的部分。

主治：偏头痛，眩晕，耳鸣耳聋，幻听，感觉性失语等。

11. 枕上正中线

在枕部，即督脉强间穴至脑户穴之段。

主治：眼病、腰脊痛。

12. 枕上旁线（视区）

在枕部，与枕上正中线平行，往外 5cm。在临床应用时，往往在纵线旁 1 与旁 2 之间，轻弹或者触摸，以其反应点为针刺的刺入点。

主治：皮层性视力障碍、白内障、近视等眼病，腰肌劳损。

13. 枕下旁线（平衡区）

在枕部，枕外粗隆下方，起自玉枕穴，止于天柱穴。此线临床常常与焦氏头针的平衡区（相当于小脑半球在头皮上的投影）联合使用。平衡区的定位从枕外粗隆顶端，旁开 3.5cm，即风池与脑空的连线处，与玉枕平行处向下引一条线，治疗脑源性的平衡障碍。

主治：小脑疾病引起的平衡障碍症状，后头痛。

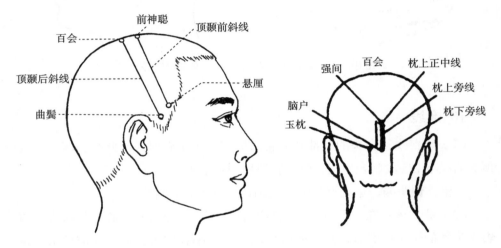

图 20　国际标准头穴侧面图、后面图（3）

14. 舞蹈震颤控制区（焦氏）

定位：自运动区向前平移 1.5cm 的直线。如果不熟悉焦氏头针的取法，在临床上往往在顶颞前线前 1 ～ 1.5cm 处，触摸是否有塌陷、隆起或疼痛，最好两边对比地触摸，在异常点上入针。

主治：舞蹈病、帕金森病（一侧病变针对侧，两侧病变针双侧）。

15. 血管舒缩区（焦氏）

定位：自运动区向前平移 3cm 的直线。如果不熟悉焦氏头针的取法，在临床上往往在舞蹈震颤区向前 1 ～ 1.5cm 处，触摸是否有塌陷、隆起或疼痛，最好两边对比地触摸，在异常点上入针。

主治：皮层性水肿、原发性高血压、血管性头痛、更年期综合征等。

16. 语言二区

定位：相当于大脑皮质顶叶的角回部。从顶骨结节后下方 2cm 处引一平行于前后正中线的直线，向下取 3cm 长直线。

主治：命名性失语。

（四）头部腧穴与头针的针刺手法

1. 进针前的准备

首先要正确选择进针的部位，最好在针刺前用龙胆紫药水做好标记。患者可取坐位和卧位，依据不同疾病选定刺激区或腧穴后，局部常规消毒。

针具的选择：常规选用 0.30 ～ 0.35mm 直径、40 ～ 50mm 长度的针。若头皮比较薄可选用 0.25mm 直径、25 ～ 40mm 长度的针具。

2. 进针

在进针时要避开发囊、瘢痕及局部感染处，以免引起疼痛。找到进针处，先以左手拇指的指甲掐切头穴，右手持针，针尖紧靠指甲缘，进针方向与头皮成 15° ～ 30° 角，迅速刺入皮下。

3. 针刺手法

主要有捻转法、搓法、迎随法、特殊手法等。

（1）捻转法：进针后，右手拇食指尖捏住针柄下半部，中指紧贴针体末端，沿皮将针体快速推至帽状腱膜下层，此时指下会感到阻力减小，然后将针沿皮针穴线推进 0.5 ～ 1.5 寸。不做提插，只做捻转。一般以拇指掌侧面和食指桡侧面夹持针柄，以食指的掌指关节快速连续屈伸，使针身左右旋转，每分钟要求捻转 200 次左右，持续 2 ～ 3 分钟。头皮针留针 15 ～ 30 分钟，在此期间还需间隔 5 ～ 10 分钟运针 1 次。目前临床都以电针代替。

（2）搓法：源自王居易搓针导气法。进针后，沿皮下平刺，押手固定针柄，刺手拇指反复搓针体部，手法约 30 ～ 60 次，重搓通经，轻搓活络。同时配合患者自然呼吸，搓针导气手法结束，嘱患者慢慢活动颈背部、肩部。

（3）丛刺法：源自于氏头针的刺法，是按区域来划分。在每一个区域里平行刺入帽状腱膜下1寸或1寸半，每个区域并排刺入3～5针，根据临床所诊察的异常区域的大小来定针的多少。也是《内经》中齐刺法的体现。

以上三种针法，常用于头针疗法。

（4）迎随法：迎，逆经；随，顺经。指针尖的方向顺经脉循行或逆经脉循行走向进针的手法，顺经脉走向为补法；逆经脉走向为泻法。根据临床辨证的虚实不同，选用此法。

4.《内经》刺法

头针与头部腧穴治疗时，常配合《内经》刺法，主要是指《灵枢·官针》中所阐述的"九刺""十二刺"及"五刺"，分别以其不同的意义冠名。临床所涉及的刺法有毛刺、半刺、巨刺、缪刺、傍刺、齐刺等刺法。

（1）毛刺："毛刺者，刺浮痹于皮肤也。"九刺之一，是在有病处的头皮表面进行浅刺的一种刺法。如带状疱疹在头部的患者。

（2）半刺："半刺者，浅内而疾发针，无针伤肉，如拔毛状，以取皮气，此肺之应也。"五刺之一，是浅刺于皮肤，刺得浅，出针快，好像拔毫毛一样。多应用于婴幼儿的头穴针刺，既安全、又有效，非常适宜。

（3）巨刺："巨刺者，左取右，右取左。"为九刺之一，缪刺"夫邪客大络者，左注右，右注左，上下左右与经相干，而布于四末，其气无常处，不入于经俞，命曰缪刺"。两种方法均为左病右取，右病左取，不同之处在于"经病，巨刺刺经；络病，缪刺刺络"。根据病变的深浅，阳性反应的不同，进行巨缪不同的针刺法。

（4）傍刺和齐刺："傍针刺者，直刺傍刺各一。""齐刺者，直入一，傍入二。"均为十二刺之一。运用此两种刺法，其用意在于将督脉之阳气，引至膀胱与胆经之经气，以加强诸阳经的经气疏导与通行，从而提高疗效。

（五）头部腧穴与头针的临床应用特点

头部腧穴与头针疗法，基于"头为诸阳之会"的中医理论，同时西医学也认为脑为人体的高级神经中枢，在人的精神活动中占有主导作用，也是元神之府。如果将两者有机结合起来，将能获得更好的疗效。

（1）头部腧穴与头针疗法，是两种不同临床思路，如何在临床中选择，治疗时以哪种方法为主？这就要求我们在进行疾病诊断时，将疾病大概进行一个客观的分类。一般脑源性疾病，以头针疗法为主；如果以经络病为主时，应以腧穴分经取穴为主。如中风患者，遗留肢体活动不利，可选择相应头针疗法进行治疗；如头痛患者，则可根据其疼痛部位分为少阳头痛、阳明头痛、太阳头痛，选择相应经脉腧穴进行治疗。

（2）在临床诊治过程中，要重视头部腧穴与头针的经络诊察。根据头部腧穴循经分布的不同，以及头针头部穴与线的分布特点，在其相应的视诊与触诊中查找阳性反应点，再结合临床不同证候的体现，进行综合分析，有利于诊治。如临床上典型的少阳头痛，当取少阳经穴效果不好时，往往在督脉上，或者在膀胱经的经线上会诊察到不同的反应点，刺之可取效。

（3）体现"病在下，取之于上"的诊疗特点。根据临床证候分布的不同，躯干四肢病痛往往能够在头部相应的区域查找到反应点。如坐骨神经痛的患者，可以在头部相应的区域里找到反应点。与督脉相关疾病可在后顶、脑户，与膀胱经相关疾病可在玉枕、通天，与胆经相关疾病可在脑空、率谷等腧穴找到反应点，特别是在急性疼痛类病症，以上治下，往往可以取得桴鼓之效。

（4）根据临床证候的不同，中西医不同的诊断标准，综合腧穴穴性与头针的神经功能的特点选择腧穴，做到少而精。如由抑郁引起肝胃不和的临床证候时，可以选择本神穴，该穴在胆经上，有疏肝解郁的作用，同时有安神之功，该穴于头针的位置在额旁2线，具有调节胃肠功能的作用，可取得一穴三功之效。

（5）标本兼治，体现急则治其标的原则。老年患者，特别是脑源性疾病的老年患者，往往虚实夹杂，诊察时一定要审证求因，辨清虚实，在中风急性期，往往要先泻其实，再补其虚。中风病恢复期，无论使用头针疗法或头部腧穴，选定穴线或头穴后，均要进行经络诊察，仔细体会穴线或头穴皮下的松软、僵硬、结节、滞涩、结络等各种变化，如患者皮下结节明显，或僵硬滞涩，触诊时疼痛明显，则辨为实证，行针手法宜先行泻法，如在相应的穴点上点刺放血，或逆其经脉而刺，通其经脉。如患者皮下松软，有空陷感，则辨为虚证，行针手法宜先行补法，如顺其经脉而刺或施灸法等。

四、特殊刺法

（一）膀胱经督脉叩刺法

梅花针叩刺膀胱经及督脉，在临床上主要用来治疗失眠。《素问·皮部论》载："皮者脉之部也，邪客于皮则腠理开，开则邪入客于络脉，络脉满则注于经脉，经脉满则入舍于腑脏也，故皮者有分部，不与而生大病也。"《难经·二十八难》曰："督脉者……，贯脊，上至风府，入属于脑。"膀胱经第一、第二侧线上有五脏六腑之背俞穴，背俞穴是脏腑经脉之气输注于背部的腧穴。《灵枢·经脉》中提到膀胱经的经脉循行，"从巅入络脑"。通过梅花针叩刺督脉及膀胱经相关皮部，可疏通经络，激发一身之阳气，调理其脏腑功能，补益心脾，使气血运行通畅，同时可填精益髓，最终达到阴阳调和、镇静安神的效果。

操作方法：选取 0.25mm×25mm 的毫针 5 根，持针后使 5 根针尖对齐，将患者背部督脉及膀胱经消毒后，由上往下快速进行叩刺。先叩刺督脉，从大椎至腰阳关穴水平，再叩刺膀胱经，叩刺长度同督脉。每条经脉叩刺 5～9 遍，叩刺频次每分钟 200～300 次，每次叩刺间距为 2～3mm，力度以患者不觉疼痛为宜，一般叩刺 3～5 遍后，局部皮肤会有潮红。我们在临床上观察，叩刺后出现皮肤潮红者，失眠的疗效优于皮肤颜色无变化者，所以相对来说，膀胱经督脉叩刺法更适用于实证失眠的患者。

（二）眼周毛刺法

眼周毛刺法主要用来治疗眼睛疾病常用的一种刺法。毛刺是针灸中的一种刺法，源于《灵枢·官针》："七曰毛刺，毛刺者，刺浮痹于皮肤也。"在治疗眼周疾患时，眼周毛刺法有别于传统毛刺法，并不刺透皮肤。

操作方法：嘱患者闭眼，眼睑局部消毒，用 1 根 0.25mm×25mm 的毫针，轻轻点刺眼睑的皮肤，至眼睫毛处为界，点刺方向可从睫毛处向外。点刺手法极轻，不刺破皮肤。此种刺法可以疏通眼周局部经气，有活血通经的功效，有热可泄，有虚可引经气至患处，对患者刺激小，易于接受。

（三）后顶搓针导气法

后顶穴的临床应用来源于王居易教授的经验，该穴用于治疗急性的腰背疼痛。《针灸大成》载："后顶一名交冲，位于百会后一寸半，枕骨上，主治项强急，恶风寒，风眩……"后顶穴是督脉、太阳、少阳经脉的重要反应点，所以其临床应用非常广泛，如头、项、背、腰、上肢、下肢，或阳经经脉的阳虚、寒痹、气滞血瘀诸症。凡病证为督脉经气不足、少阴经脉虚寒、太阳经脉之气失畅者，皆可取后顶穴搓针导气法治疗。

后顶穴的传统取穴是在百会后 1.5 寸，由于人的额骨、顶骨、枕骨比例个体差异很大，上述取穴不易准确，应以骨性标志取穴，后顶穴取在顶枕缝中央，即人字缝的顶点，先寻找枕骨粗隆，向上直行推按至枕骨上端（与左右两顶骨的相接处）凹陷处。

进针手法：从该穴上 1 ～ 2 公分处进针，向该穴斜刺，针尖到达穴位皮下后，即沿皮下平刺，根据治疗要求不同，可选取前后左右或是不同角度透刺，透刺的深度为：深不伤及骨膜，浅不能在皮内，患者无疼痛感为宜。

搓针方法：进针后，嘱患者取坐位，双脚放平，双手放于膝盖上，挺腰，挺胸。施针者一手持住针柄，一手大拇指按于针柄之下的头皮（针体即在皮下），上下轻轻搓动皮肤，幅度为 2 ～ 5mm，如患者无明显疼痛，则继续搓针，频次为 100 ～ 150 次 / 分，时间为 1 ～ 2 分钟，并嘱患者深吸气。

我们体会，如治疗颈肩部疾病，嘱患者做胸式呼吸；治疗腰背部疾病，嘱患者做腹式呼吸；如病变部位在骶尾或者更偏下者，可嘱患者在做腹式呼吸的同时，并做提肛收腹，能使症状大大减轻。需要注意的是，在操作中需要时时观察患者状况，以防止晕针。

（四）透穴刺法

透穴刺法是依据"经络所通，主治所及"的理论提出来的一种针刺方法，通过直透、斜透或横透，一针透多穴或多经穴，可使脏腑与经络、经络与经络、腧穴与腧穴得到沟通交融，营卫气血得以流畅，达到多经之间同时得气的目的，以扩大针刺效应范围，提高针刺疗效。它以腧穴主治功能为基础，充分发挥两穴双重治疗作用，如阳陵泉（足少阳胆经合穴、筋会）透阴陵泉（足太阴脾经合穴），一针可治胆病又兼治脾湿下注所致的疾病，两穴透刺后具有舒筋宣脾、健脾除湿之效，下肢麻木疼痛、膝关节肿痛之症，用之效宏。再如后溪透合谷治疗急性腰扭伤，由于后溪为八脉交会穴，通行于腰背正中的督脉，合谷又有良好的行气、活血、镇痛作用，所以透刺两穴对急性腰扭伤可获良效。《灵枢·九针十二原》指出："凡用针者，虚则实之，满则泻之，菀陈则除之，邪盛则虚之。"《灵枢·经脉》亦称："盛则泻之，虚则补之，热则疾之，寒则留之，陷下则灸之，不盛不虚以经取之。"透穴刺法可按这些原则，对临床复杂的病症进行辨证施治。透穴刺法针刺深度虽有浅深，方向有纵横，针刺手法有强弱，但均按照证候的寒热虚实和病情的轻重缓急进行严格的辨证施治，通过复杂的针刺手法变通，达到治愈疾病的目的。由于躯体某些穴位浅刺难得气，深刺又容易刺伤内脏；还有些穴位（例如头部穴位皮肉浅薄）难以深刺，使用透穴刺法既可催气导气又可避免刺伤内脏。如治疗哮喘采用肺俞透魄户、脾虚采用脾俞透意舍等，临床用之确实安全有效。

长针透穴刺法刺激量较大，一般患者较难接受。在治疗脑梗死肌张力高的患者，有三间透后溪、丘墟透照海的刺法。除此之外，透刺法一般可以对刺替代，如三阴交 – 绝骨、申脉 – 照海或丘墟 – 照海、太溪 – 昆仑等，也一样可以达到临床疗效，还能减轻病者痛苦。

具体操作如下：

（1）三间透后溪：选用 0.30mm×40mm 的毫针，从三间进针，紧贴掌骨内侧面向后溪穴方向透刺，得气后留针。适用于指掌肌张力较高者。

（2）内关透外关：选用 0.30mm×40mm 的毫针，从内关进针，缓慢向外关方向深刺，观察患者指掌肌张力是否减低，手掌自然张开。适应证同上。

（3）丘墟透照海：患者患侧踝关节背屈位，用 0.30mm×40mm 的毫针从丘墟进针，缓慢进针至照海皮下，进针时体会患者踝关节张力变化。适应于踝关节肌张力高、下肢内收者。

（4）地仓透颊车：用 0.35mm×75mm 的毫针从地仓穴进针，向颊车穴透刺，至颊车穴，针尖可透刺出皮肤。适用于面神经麻痹者。

（5）率谷透角孙：用 0.25mm×25mm 的毫针从率谷进针，向角孙方向透刺，可稍做提插手法，以得气为度，针刺深度 2 ～ 3mm。适应于偏头痛、眩晕者。

（五）调神四穴

治病必先本于神，这是我临床常用的理念，所以往往在治疗过程中把"调神四穴"作为基本治疗处方。四穴中，百会、神庭、印堂为督脉所属，承浆为任脉所属。《素问·骨空论》曰："督脉者……与太阳起于目内眦，上额交巅，入络脑，还出别下项。"《难经·二十八难》载："督脉者……起于下极之俞，并于脊里，上至风府，入属于脑。"从督脉循行特点来看，其上头属于脑，在经络上与脑有紧密的联系。督脉上通于脑，中贯于心，从而联系诸经，《素问·脉要精微论》云："头者，精神之府，头倾视深，精神将夺矣。"《素问·灵兰秘典论》又云："心者，君主之宫，神明出焉。"由此可见，脑所主之"神"与督脉紧密相关，疏通督脉气血在调神中的作用是显而易见的。

临床中常取 1 寸针，百会、神庭逆经向后斜刺，印堂顺经向下斜刺，承浆直刺浅刺，进针深度透皮即可，为了减轻患者疼痛感，无须手法补泻，留针 20 分钟。

1. 百会穴

百会位于颠顶，为经脉交会之要穴，又为督脉之大穴，督脉又与脑关系密切，所以人体之精气可以通过百会散布于脑，奉养心神，调节人体的精神状态。临床上采用安神定志之法时，百会为必选之穴，应用十分广泛。

2. 神庭穴

神庭为督脉、足太阳经、阳明经之会，该穴名意指督脉的上行之气在此聚集，位于脑海前庭，为神志所在，其功在神，有宁神、开窍、疏郁、镇痛、止晕、定惊之功。

3. 印堂穴

印堂原属经外奇穴，2006 年国标版《腧穴名称与定位》将其列为督脉腧穴。印堂穴位于督脉的循行路线上，在神庭穴与素髎穴之间。古时主要治疗惊风，如《扁鹊神应针灸玉龙经》说："头风呕吐眼昏花，穴在神庭刺不差。子女惊风皆可治，印堂刺入艾来加。"再如李学川《针灸逢源》说："印堂一穴，在鼻柱上两眉间陷中。针一分，灸五壮，治小儿惊痫。"印堂能安神定惊、疏风止痛、醒脑通窍，治疗神志疾病、鼻炎、呃逆、急性腰扭伤等病症均有良好的效果。取印堂与百会、神庭相配，加强了安神定志的功效。

4. 承浆穴

承浆为任脉之经穴，临床上一般多用于治疗流涎、牙龈肿痛、口唇歪斜等病变。《奇经八脉考》谓承浆为"手足阳明、督脉、任脉之会"，承浆为任脉之末穴，本身具有生津敛液的功效，而与督脉相交，督脉又为阳脉之海，由此阴阳相合，承浆与百会、神庭、印堂相配，可有水火既济之功效，对于通畅头部气血、疏通督脉经气具有很大的辅助作用。

五、常用对穴举隅

对穴是临床上经常使用的体针配伍方法，根据阴阳协调的思想，对穴取法有上下、内外、表里等不同。

1. 百会、风池

百会与风池是我经常共同使用的两个穴位，也是临床最常用的穴位。百会有安神定志的功能，而风池则能平肝息风，尤其对风类疾患，无论是外风引起的头痛、面痛，或是内风上扰所致的眩晕、中风及风热或风寒所致的眼耳鼻咽之疾，均有明显的临床效果。常用风池来加强百会、神庭等穴安神定志的作用。

2. 率谷、太阳

偏头痛的治疗，常用率谷、太阳作为配穴。太阳穴属经外奇穴，位于头颞部。头者，精明之府也，二经气血皆上注于头，针刺太阳穴可调和气血，醒脑开窍，清利头目，疏风泄热。《针灸大成》曰："太阳治眼红肿及头疼……"率谷穴是足少阳经穴，又是足少阳、足太阳会穴，主治偏头痛。太阳穴、率谷穴均位于颞部，神经、血管分布十分丰富，针刺此二穴可加强对头面部神经的刺激，提高针刺效果，有效缓解偏头痛。

3. 听会、翳风

听会、翳风治疗耳疾，首见于《百症赋》中，"耳聋气闭、全凭听会、翳风"，此二穴是治疗耳聋、耳鸣的重要配穴。听会属于足少阳胆经穴，位于耳前，下陷者中，张口得之，其经络分支，从耳后进入耳中，出走耳前，到目外眦后方；翳风属于手少阳三焦经穴，也从耳后进入耳中，出走耳前，与本经前脉交于颊部，到达目外眦与足少阳经相接，根据"经脉所通，主治所及"的取穴治病原理，故听会、翳风能调节耳部经脉气血。其次，足少阳胆经居半表半里，为五脏六腑之枢纽，调其经气，则可调节其余脏腑之经气，正如《素问·六节脏象论》所说的"凡十一脏取决于胆也"，而手少阳三焦经《中藏经》中所言"三焦通则内外左右上下皆通也"，指出调理手少阳三焦经，则能使人体内外左右上下经气皆通，邪无留处，其病自愈。故听会、翳风相配，可用于各种病因所致的耳疾，均能获得满意的治疗效果。

4. 行间、内庭

行间与内庭也是常用的配穴，主要用于肝胃不和、肝火犯胃或肝胃郁热导致出现反酸、烧心、口苦等症状，两穴有很强的引热下行的功能。行间穴为足厥阴肝经之荥穴，"荥"有刚出的泉水微流之意，具有调理肝经气血、通畅肝胆气机之功。《灵枢·本输》说"溜于行间"，其治疗作用很广。《灵枢·五邪》记载："邪在肝，则两胁中痛……取之行间以引胁下。"《灵枢·厥病》有"厥心痛，色苍苍如死状，终日不得太息，肝心痛也，取之行间、太冲"的说法。因其与原穴太冲接近，太冲的主病，行间也能主治。但行间在子母穴中是泻穴，更长于泄热。应用时多针刺而少艾灸，正因为本穴清泻力强，擅于引热下行，适用于治疗实证、热证。内庭也是荥穴。最早记载于《灵枢·本输》："胃出于厉兑……溜于内庭。内庭，次指外间也，为荥。"内庭多用来治疗胃火炽盛循经上扰所致四肢、五官、胃肠和神志疾患，具有泄热通腑、安神止痛的作用。故两穴相配，具有很强的泻热作用。

5. 合谷、太冲

合谷、太冲二穴的配伍是临床上非常常用的对穴，这对穴位擅于调节人体的气机，被称为"四关穴"。其之所以能调节人体的气机，主要因为合谷、太冲皆为原穴，合谷为手阳明大肠经原穴、太冲为足厥阴肝经原穴，大肠与肝之间的关系，之前已有论述，是气机轮转中重要的两个节点。所以针刺作为原穴的合谷、太冲，必然对气机调节有重要的作用。从中医经络理论的标本、气街理论上看：合谷、太冲均在四肢肘膝关节以下，是经脉本部即"胫气街"之所在，它通过经气的运行与脏腑及头面、躯干发生密切联系。因此两穴合用既可用来治疗头面部疾病，也可以用来治疗躯干部疾病。从中医脏腑理论上看：合谷穴为大肠经上的腧穴，大肠经为阳明经，阳明经"多气多血"，且大肠与肺相表里，肺主一身之气，朝向百脉，故合谷能疏表泄热、理肺通腑，主调气；太冲为肝经上的腧穴，肝经为厥阴经，厥阴经"少气多血"，且肝主藏血，体阴用阳，太冲能清泻肝火、疏泄下焦湿热，主调血。两穴相配，则能调和气血，共奏平肝息风、镇惊安神、宣肺解痉、活血止痛之功。

6. 建里、内关

建里内关配伍出自《百症赋》，言"建里、内关，扫尽胸中之苦闷"，胸中苦闷，即胸膈间气塞满闷，也就是属中医痞满病的特征，主要由饮食所伤、忧思郁结或病后失于调理而致脾胃虚弱，运化失常，痰凝食积，气机不畅，湿热太盛。建里为任脉之穴位，位于脐中直上3寸，即中脘下1寸。名为建里，乃因其具有调理脾胃、和中理气、消积化滞之功，是主治痞满病的常用穴，属近取。内关穴为手厥阴心包经穴，其定位为腕横纹上2寸，掌长肌腱与桡侧腕屈肌腱之间。临床擅治心、胸、胃之疾患，属远取。具有宽胸解郁、行气利膈之效。

7. 支沟、阳陵泉

支沟、阳陵泉配伍是经验对穴，主要针对肝胆气机不利、疏泄失司、胸胁胀满者。支沟穴位于前臂背侧，当阳池与肘尖连线上，腕背横纹上 3 寸，尺骨与桡骨之间，为手少阳三焦经经穴，可调理脏腑，通关开窍，活络散瘀，行气止痛，清利三焦，通调腑气，降逆泻火，以清利三焦之气为主；阳陵泉位于小腿外侧，当腓骨头前下方凹陷处，为足少阳胆经腧穴，为合穴，为筋之会穴，具有和解少阳、疏泄肝胆、清泻湿热、祛除风邪、舒筋活络、缓急止痛之功，以疏泻肝胆为要。两穴配伍，一上一下，通经相应，同气相求，相互促进，相得益彰，疏散郁结，和解少阳之力增。

8. 申脉、照海

阴跷脉和阳跷脉可促进一身阴阳之气交通，针刺阴阳跷脉可调节阴阳，使人体达到阴平阳秘的状态，从而达到治疗失眠的目的。申脉为足太阳膀胱经穴，位于外踝直下方凹陷中，为阳跷脉气所发；照海为足少阴肾经穴，位于内踝直下方凹陷中，为阴跷脉气所发。二穴均为八脉交会穴，配合使用，可通过调节阴阳跷脉，达到阴平阳秘以治失眠。相比而言，运用申脉、照海治疗失眠，其病机偏于阴阳不能调和，而没有出现明显偏阳或偏阴的症状，否则配行间、内庭以泄热，或三阴交、太溪以养阴。

9. 三阴交、绝骨（又称悬钟）

这两穴是相对穴。相对穴是指四肢内外侧或躯干前后方相对位置上的部分针灸腧穴，如内关与外关、曲池与少海、阴陵泉与阳陵泉、昆仑与太溪等，这些穴具有阴阳相对或阴阳表里相对的特点，由常用腧穴阴阳配对组成。三阴交、绝骨即是阴阳相对穴的一种，二者配合使用，可发挥协同增效作用。古代医籍中虽无"相对穴"之名，却有其相关记载。如《玉龙歌》中载"取悬钟、三阴交对刺治疗寒湿脚气"；《针灸大成》中也提及"足踝以上病，灸三阴交、绝骨"。此外，《席弘赋》中还应用悬钟、三阴交对刺治疗脚痛膝肿等。三阴交、绝骨配合使用，取效甚佳。三阴交为足三阴经交会穴，可健脾祛湿，与绝骨合用可从阳引阴，从阴引阳，祛风湿，行气血，解表热，病得愈。

10. 丘墟、照海

除了丘墟透照海的刺法外，丘墟与照海也可以配合对刺。丘墟属足少阳胆经的原穴，其经脉"以下胸中，贯膈""循胸，过季肋"，足少阳经别"入季肋之间……贯心""五脏有疾，当取之十二原"，取用原穴能使三焦原气通达，从而激发原气，调动体内的正气以抗御病邪。照海属足少阴肾经，其经脉"络心，注胸中"，照海又是肾经、阴跷脉的交会穴，阴跷脉"上循胸里"。丘墟对刺照海，虽名为一针两穴，实际在对刺的过程中，其间还有足阳明胃经、足厥阴肝经及足太阴脾经的循行。由此可见，两穴对刺既能健脾利湿退热，还能补肾益阴。

六、针具浅析

针灸治疗效果与刺激量有一定的关系。研究认为，不同规格的毫针的刺激量也不同，毫针的长短、直径的粗细与针刺刺激量都直接相关，治病时应该根据不同性质的疾病和疾病的不同阶段，相对应地选择与治疗目的相符的针具。正如《灵枢·官针》云："凡刺之要，官针最妙。九针之宜，各有所为，长短大小，各有所施也，不得其用，病弗能移""病小针大，气泻太甚，疾必为害；病大针小，气不泄泻，亦复为败。失针之宜，大者泻，小者不移。"所以选择适宜的针具，对提高临床疗效有很大的帮助。

一般来说，腕踝针、头针一般选用 0.25mm×25mm 的毫针，特殊情况下，为了加强刺激，增加调气的功效，可选用 0.25mm×40mm 的毫针。

腹针疗法更注重针具的选择，在临床上所用针具多为 0.22mm×40mm/25mm，根据患者体质的不同，针具的直径有 0.16mm、0.18mm、0.20mm、0.22mm 不同规格。腹针操作中，一般最粗的针具为 0.22mm。

对于针具粗细的理解，需要从几个方面来理解：

第一，针具的粗细直接影响患者对于疼痛的感受。一般来说，针具越粗，引起的疼痛越明显，针具越细反之，疼痛越轻微。0.20mm 以下的针具一般采用套管进针，相比徒手进针，更减轻了患者疼痛，所以无论老人小孩，一般都能接受套管进针，证明了其疼痛刺激极小。患者对针刺的恐惧减小或消失，对于神的调节至关重要，这也是腹针相比传统针灸的优势。

第二，关于针具粗细在临床治疗中的差异。《灵枢·官能》云："泻必……摇大其穴，气出乃疾；补必…气下而疾出针之，推其皮，盖其外门，真气乃存。"提出了"摇大针孔为泻"的观点。由于条件限制，古人的制造的针具粗大简陋，不可能像我们现在可以利用不同粗细的针具来补虚泻实，但聪慧的先人发现开大针孔可以泻实，按闭针孔可以补虚，这也是当时条件下有效可行的补泻方法。

利用针具的粗细不同是可以实现补泻效果的。腹针疗法并未刻意强调手法的补泻，而是通过针具的粗细、针刺方向的变化来体现的。对于正气亏虚、体质虚弱、皮肤较薄、皮下脂肪少的患者，可以选用较细的针具，如直径 0.16mm、0.18mm 的针具，进针手法要轻，针尖方向可均略指向脐。而体质相对壮实、实证的患者，则可以选择直径 0.22mm 的针具。颈椎病、腰椎间盘突出症、骨性关节炎、肩周炎、肱骨外上髁炎等为腹针临床运用较多且疗效较好的病种，这些病种的病因大部分是本虚、外感邪气或长期劳损后机体受损，采用腹针临床中较粗规格的针具行针，可以取得显著疗效，临床有效率在 90% 以上。其次为脑病、慢性疾病，如中风后遗症、偏头痛、失眠、抑郁症、更年期综合征、慢性盆腔炎、月经不调、单纯性肥胖、慢性腰肌劳损、颈背部筋膜炎等。上述病种病因均为久病体虚，进而迁延成慢性疾患；在腹针临床运用中，针具多选择直径较细者。

此外，在腹针的临床操作中，要使用同样长度的针具，以便观察进针后，每一针彼此之间进针深度，从而根据患者症状的变化调整针刺的深浅。

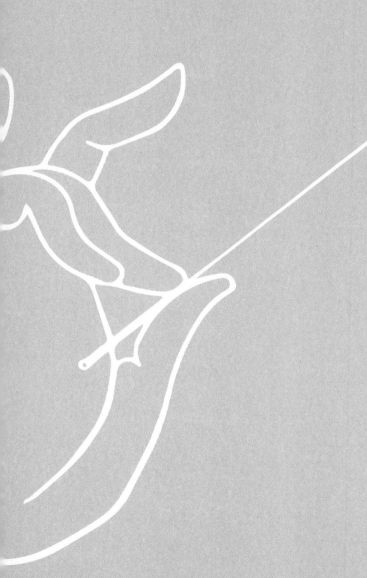

第四章

治验精析

一、治疗总论

1. 通过望闻问切的四诊手段诊断疾病，是治疗疾病的先决条件

《素问·阴阳应象大论》言："善诊者察色按脉，先别阴阳。审清浊，而知部分，视喘息，听音声，而知所苦，观权衡规矩，而知病所主，按尺寸，观浮沉滑涩，而知病所生。"用不同的诊断思路，掌握疾病性质、发生与发展及预后。大家可以通过望舌、切脉、察经、查腹来了解与掌握三焦辨证方法。

2. 熟练掌握头针、腹针、腕踝针三种疗法的应用，拓宽治疗思路

三种不同疗法都是临床经验的总结，也是本人在数十年的临床实践中，应用最多、体会最深的疗法，其意在于在能够拓宽我们的思路，从不同于传统体针疗法之外的思维方式，去思考如何准确选用治疗手段，反之还能拓宽传统体针中腧穴的治疗作用。

3. 根据疾病的特点，采用相应的针法

任何疾病在其发展的全过程中，都有其特定的病理变化。针灸作为一种外治法，肯定有治疗的特点和适应证。因此，在疾病治疗过程中，选择相应针法介入的切入点，是十分重要的。针刺的强度、针刺部位的敏感程度，将直接影响我们的疗效。例如：在脑血管病急性期，用体针、头针醒脑开窍法；恢复期用体针、腕踝针、腹针等。

4. 根据个体差异，选择不同针法

中医诊治疾病应根据个人的具体情况以治之，辨证施治，即个体化治疗。中医针灸又都是以经络学说为基础的治疗法则，而各种针法又都是在其基础上发展而来，有各自的特点，从而适应不同的个体。同样是一种疾病，但是

在不同的个体上，如果采用不同的针法，即可取得不同的效果。

除此之外，人在解剖结构上也有个体差异，人的经络也有显性及隐性感传之分，因此，每个人对于不同针法的敏感性也不尽相同。如果我们在自己现有的条件以及治疗方法的基础上，达不到理想的疗效时，可以选用其他微针疗法，来弥补其不足，在临床中往往有出奇的疗效。

5. 采用不同针法，进行交替或同时应用，或针药联合应用，可达协同作用

在临床实践中我还认识到，有些疾病只用一种针法，临床疗效并不满意，两种疗法同时使用，往往会产生累加效应。如：失眠的患者，单用体针或单用耳针效均不佳，如两种针法同时应用，会产生良好的效果。此外，当一种针法产生一定的疗效，效不稳定时，加入另一种疗法，交替使用，调动不同的调节机制，产生协同作用，提高临床疗效。

临床实践告诉我们，任何疾病在发展过程中既有其一致性，又有特殊性，而人作为一种特殊的群体，个体差异的存在，又给我们治疗疾病造成了复杂性。我们需要在寻求治疗疾病的一致性的基础上，实行个体化的治疗。特别是对于一些慢性复杂性疾病，其病程长，变化多，绝不能通过一两个辨证及分型就能解决问题，要认识其不同阶段的病机、病理及病位特点，来制定我们的治疗方案，采取不同的针法治疗、针药结合的方法，以达到最佳的针灸治疗效果。

根据我的临床实践经验，对以下 10 余种疾病进行较为深入的探讨，许多病例都是临床治疗中的感悟。本人从针法的角度，比较推崇"不痛也能治病"的手法与针法。如腹针、腕踝针等微针系统，在临床中应用较多，是老妇童叟都能接受的针灸疗法。

二、专病论治

（一）中风

中风，又称为卒中，是因气血逆乱、脑脉痹阻或血溢于脑所致的以突然

昏仆、半身不遂、肢体麻木、舌謇不语、口眼歪斜、偏身麻木等为主要临床表现的脑血管神经疾病，西医学称之为急性脑血管病，是由于突然发作的脑血流障碍所致，以局限性神经功能缺失为其共同特征。

1. 病机概说

一般来说，凡中风必先有痼疾潜伏于脏腑中，或因肝动热生，或因气火郁结，或因积食化痰，或因瘀塞经络，或因气虚上浮。伏邪在内，伤害空窍，一遇外因扰动，或受寒、或恼怒、或过激，触而即发。所以中风是以内因为根本、外邪为关键。

中风病急性期多属实证，多因风、火、痰、瘀等多种邪气相互作用，导致腑实内结，气逆于上，发为中风。恢复期则以气虚血瘀多见，主要原因可能为素体脾胃虚弱或饮食伤及脾胃，另一原因为患者在急性期多以卧床休养为主，体力活动不足，气虚络阻，导致患侧肢体出现失用性萎缩。

2. 诊疗要点

（1）急性期：以通腑泻浊为主，中药多以星蒌承气汤加减，通腑药物多选用大黄、芒硝、胡黄连、瓜蒌、莱菔子等。

（2）恢复期：从急性期进入恢复期，病情大多趋于稳定，此期治疗尤为关键，它关系到患者将来的生活质量，要贯彻"针－体－药"三位一体的治疗原则，减少后遗症，防止各种并发症。内服中药调其脏腑，外用针灸通调经络，促进肢体康复。

方药以黄芪加苓桂术甘汤为主，益气健脾，配以丹参、当归、地龙等活血通络。如患者为气虚夹痰，属于中焦气机升降不利者，则可用许氏和化汤加减，配以辛开苦降之法，先复脾胃升降之性。

针灸主要采用腹针疗法，腹针疗法相比传统针灸的优势在于在患者腹部施针后，可以让家属帮助活动患侧肢体，以使经气流注，恢复肢体功能。腹针疗法对肌张力增高的患者疗效优于肌张力减退者，上肢痉挛为阴急阳缓，治疗从阳引阴，从阴引阳，泄阴补阳，缓解过高的肌张力，使气血均能达到手指，使手指尽量能够伸展。从而达到平衡阴阳、提高肌力的目的。

中风病标准处方：中脘、下脘、气海、关元、健侧商曲、健侧气穴、患侧滑肉门、患侧外陵、患侧上下风湿点。①前臂屈曲，张力较高者，在郄门穴附近寻找张力较高的肌束，从其缝隙进针，浅刺或中刺，雀啄法引气，使患者有经气下传的感觉。②腕关节屈曲张力较高者，在大陵穴缓慢进针，中刺，得气后则能缓解其张力。③手指屈曲者，可用合谷透后溪或三间透后溪，用 0.25mm×40mm 的针具沿第二掌骨桡侧面垂直透刺，即可缓解其张力，还可以针刺上八邪。④踝关节屈曲内收者，可用丘墟透照海，先将患侧踝关节摆放至背屈位，再用 0.30mm×40mm 的针具由丘墟穴缓慢进针，沿外踝前下缘向舟骨前上方向照海穴透刺，如遇阻力，则稍稍退针，再进针，直至达到照海穴皮下。针对肌张力减低的患者，可先用电针辅助其张力恢复。丘墟透照海刺法的技巧是最大程度让患侧肢体作背屈，如张力高背屈困难，可让家属用手抓住患侧脚掌帮助背屈，如医生单独操作则可单膝跪于床上，用膝盖顶住患侧脚掌使其呈背屈位。

（3）运动：应在康复师亲自实施或指导下，积极施行运动疗法（PT）。对患者取得的任何进步都要给予直接、积极的鼓励和认可。并在治疗过程中积极与患者及其家属沟通，帮助患者及其家属学习中风病相关知识。

3. 病案分析

案 1

梁某，男，69 岁，2018 年 9 月 7 日初诊。

主诉：左侧肢体活动不利 1 个月。患者 1 个月前晨起无明显诱因出现左侧肢体活动不能，言语不利，北大医院诊断为"右侧基底节区脑出血"，经脱水等治疗后转入我院进一步中西医结合治疗。入院症见：左侧肢体活动不利，言语含糊，吐字不清，乏力，纳差，小便黄，大便干，4～5 日一行，眠差。查体见左侧肢体张力减低，肌力 3 级，巴氏征（＋），腹部膨隆，左下腹皮肤饱满紧张，舌红苔黄厚腻少津，脉弦滑。

辨证：痰热腑实。

治法：化痰通络。

方药：青礞石 15g，黄芩 12g，瓜蒌 30g，胆南星 9g，生大黄 6g，甘草 12g，3 剂，水煎服，日 1 剂。

针刺：①体针：百会、四神聪醒神开窍。②腹针：中脘、关元调补脾肾以补元气，配以丰隆化痰，天枢、行间、内庭泄热通腑。

2018年9月10日二诊：患者家属诉服药2剂后，排便4次，初见粪块，继之为黑褐色黏腻大便，极臭秽，便潜血（－）。患者自觉精神较前明显好转，气力增加，胃纳渐开，肢体功能较前变化不大，舌转淡红苔薄少津，脉滑。患者痰热之象已去，本虚渐显，予益气养阴健脾，活血通络之法。

方药：黄芪15g，甘草12g，沙参30g，麦冬15g，白术12g，当归12g，丹参30g，地龙12g。

针灸：①百会、神庭、风池安神定志，开窍散风；②腹针以引气归元调补脾肾，加患侧滑肉门、外陵、上下风湿点，配合健侧商曲、气穴，针刺时嘱家属协助活动患肢。并予功能康复训练。

治疗15天，患者病情明显好转，左侧肌力上升至5级，可自行行走，言语亦流利。

按：中风急性期当重视腹诊，观察腑气是否通畅，因为腑气通畅对于人体气机调节有非常重要的作用。只要有腑实，就必用通法，胡黄连、瓜蒌、莱菔子、大黄、芒硝依据患者病情随症配伍。本例患者本虚标实，当先通腑，腑气通则升降调，再用益气养阴以固本，故疗效明显。

案2

韩某，男，52岁，2018年6月18日初诊。

主诉：左侧肢体活动不利8个月。

病史：患者8个月前患脑梗死，虽经康复治疗，但仍左侧偏瘫。来诊症见：左侧肢体活动不利，无法行走，需搀扶下站立，左手屈曲，不能持物，情绪低落，饮食二便均可，眠稍差。查体：左侧肢体肌张力高，左上肢内收屈曲，肌力近端3级，远端0级，巴氏征左（＋）。舌淡红体胖，苔白，脉沉滑。

辨证：气虚络阻。

治法：益气通络。

方药：生黄芪30g，桂枝12g，白术15g，甘草12g，茯苓30g，丹参30g，当归15g，地龙12g，郁金12g，7剂，水煎服，日1剂。

针刺：①体针：百会、神庭、风池安神定志，散风通络；②腹针：以引气归元补益脾肾、腹四关通行气血，商曲（健）、气旁（健）、上下风湿点

（患）阴阳相配，通经活络，配合气穴（双）加强补益肾气养血通经作用。

施针后，嘱患者家属协助活动患肢。但患者上肢肌张力极高，伸展困难，故取患侧郄门穴附近肌肉张力较高处用 0.25mm×40mm 的毫针针刺，浅刺至中刺，进针后雀啄得气，使针感下行，患者张力随之下降；再以 0.25mm×40mm 的毫针中刺患侧大陵，患者手掌自然伸展；下肢踝关节以 0.30mm×40mm 的毫针丘墟透照海，以改善足内翻症状。

针灸治疗后，再嘱患者行康复锻炼。如此治疗每周两次，共 5 次后，患者左侧张力明显减低，并可自行站立。治疗 10 次后，患者可搀扶下缓慢行走。约 20 次后，患者已能自行步行来院就诊。

按：一般来说，脑梗死患者年轻者疗效优于老年者，梗死面积越大预后越差，卧床时间越长预后越差。对于脑梗死恢复期、后遗症期，应根据患者正气的盛衰，采用升清降浊、阴阳和化的方药以调畅气机，恢复中焦健运，针灸治疗亦应注重脾肾的调补以充实经气。本案患者已为脑梗死后遗症期，理论上临床疗效不佳。但通过针－体－药三者结合的治疗，病情明显好转。

案 3

姜某，男，46 岁，2018 年 11 月 24 日初诊。

主诉：言语不利伴饮水呛咳 10 余年，右肢麻木 20 余日。

病史：患者 10 余年前因脑干梗死，遗留言语不利，饮水呛咳。20 多天前无明显诱因出现右侧肢体麻木，时时困倦，给予扩血管治疗后，右侧肢体麻木改善，但觉困倦嗜睡，言语欠利，大便每日一行。舌淡红苔白薄腻（根），脉弦（左寸、右关）。

辨证：风痰阻络，神机被蒙。

治法：祛风化痰，开窍醒神。

方药：生黄芪 30g，白术 20g，胆南星 9g，茯苓 30g，桂枝 12g，甘草 12g，泽泻 12g，丹参 30g，牛膝 15g，葛根 30g，7 剂，水煎服，日 1 剂。

针刺：①体针：百会、神庭、四神聪、头维、合谷、太冲；②腹针：引气归元、腹四关、双侧肓俞、上风湿点。

2018 年 11 月 28 日二诊：针药后嗜睡较前明显改善，言语欠利。饮食二便同前。舌淡红苔白，脉沉滑。辨证立法同前。

针刺：①体针：百会、四神聪、风池、头维、合谷、三阴交、绝骨、太冲；②腹针：引气归元、腹四关、中脘下、下脘下。

2018年12月1日三诊：针药后嗜睡较前明显好转，大便每日一行，因工作关系，心情时有低落，焦虑，思虑过度。舌淡红苔白，脉沉滑略弦。此为脾虚湿蕴、痰浊上扰，治以健脾祛湿、化痰开窍。

方药：生黄芪30g，丹参30g，茯苓30g，白术20g，葛根30g，石菖蒲12g，白芍30g，甘草12g，柴胡12g，牛膝15g，知母15g，7剂，水煎服，日1剂。

针刺：①体针：百会、神庭、风池、申脉、照海；②腹针：引气归元、腹四关、商曲、气穴。治疗10次后，麻木、困倦等症均好转，言语不利也有所好转。

按：中风病极易复发，本案即病发于中风后遗症期。本次发病虽未出现肢体功能障碍等，但其肢体麻木、精神困倦是经络瘀滞、清窍被蒙之象。初诊时其舌淡红苔白薄腻（根），腻苔是中风病后遗症期常见的舌象，而且往往多为舌根厚腻，究其原因或为发病之初痰浊内蕴、阻滞经络，或为病久中焦虚弱，运化失司，痰浊内生。腻苔见于舌根，提示病程长、病位深，可能涉及脾胃肝肾。其左寸、右关脉弦，弦为气郁，左寸弦为上焦气机郁闭，右关弦为中焦气郁，郁遏脾胃。所以治疗要把握住化痰开窍与健运中焦。故方药主以生黄芪、白术、茯苓、桂枝、甘草醒脾气，健脾运，恢复中焦斡旋之力；并用胆南星豁痰开窍，泽泻、牛膝从气、水两路导引气机下行，与芪桂相对应，促进气机升降斡旋。针灸以头部腧穴百会、神庭、四神聪开窍醒神，同时取头维穴清头明目。头维穴为足阳明胃经在头角部的腧穴，是足阳明胃经与足少阳胆经、阳维脉之交会穴。维，指维护之意。足阳明脉气行与人身胸腔头面，维络于前，故有二阳为维之称。此穴为阳明脉气所发，而阳明为多气多血之经，最适用于由于气机不能升发引起的头目困重。合谷太冲则以开四关畅气机。腹针的处方同样遵守治疗原则，在引气归元、腹四关健脾助运的基础上，加肓俞以斡旋上下。守方治疗10余次，患者症状即有明显改善。

4. 临证体会

20余年的临床经验，让我在多年的临床工作中总结了深刻的体会。针－

药－体的治疗原则、不同针法的具体方案都是我诊治中风病的特色。

（1）结合中西医的病因病机理论判断预后：由于基础理论的差异和认知的不同，中医与西医对本病的病因病机、治疗及预后有不同的认识，如何判断本病的预后，需要从中西医不同的角度来认识。

西医对脑血管病的诊断既有定性，又有定位。定性诊断中有出血性与缺血性的不同，定位诊断有大脑皮层、放射冠、脑干等的不同。由于脑血管源性不同，血液供应丰富与否相差较大，其预后差别也较大。出血性中风在急性期十分凶险，但只要急性期一过，病情稳定后，其预后相对来说要比缺血性中风好。而缺血性中风位于大脑皮层的梗死较脑干梗死的疗效预后要好，这与脑血管的血液供应有关，因其血供丰富程度的排列从多到少依次为大脑皮层－放射冠－脑干，当然也与缺血的范围呈正相关系。从发病的频次来看，反复多次发病自然比一次发病疗效差，其预后呈阶梯式的下降，这也是要加强三级预防的原因所在。

中医治疗脑血管病也要辨证论治，包括脏腑辨证与经络辨证。从急性期、恢复期到后遗症期王永炎院士提出七到八种证型，而我们临床所接触的大都是恢复期或后遗症期的患者，一般都离不开气虚血瘀、痰浊阻络、阴虚内热血不荣筋这三种脏腑辨证分型，其预后由良到差排列为气虚血瘀＞痰浊阻络＞阴虚内热血不荣筋。而经络辨证分型有拘挛与弛缓两大类，其预后的好坏与痉挛与迟缓的严重程度呈正相关系。

（2）"针－药－体"联用相得益彰：中风病病因病机复杂，证候变化多端，个体差异较大，单独用一种疗法远远不能满足治疗需求，因此需要针－药－体联合应用，以发挥协同作用。同时在不同时期发挥三种疗法的各自优势，以适应不同时期的证候特点。在急性期，西药降颅压、改善循环、中药通腹十分必要，针刺醒神开窍也可发挥作用；一旦生命体征平稳，针灸、中药与康复治疗就成为重点，而且要贯穿治疗的始终。

（3）适时选择不同针法以提高疗效：传统针灸治疗以手足十二针为主要方法，不再赘述。头针、腹针、腕踝针如何介入治疗过程呢？头针治疗首选焦顺发以头部神经功能分区为治疗靶点的理念，根据临床症状不同，选择不同的头针区域。如椎体外系统疾病选择舞蹈震颤区、共济失调选择平衡区等等，临床多有论证。出现肢体疼痛时，则首选腕踝针，根据其疼痛部位的不同，可沿其十二经脉所过之处，寻找阳性反应点，在其上下不同区域选穴治疗。腹针则以病后体质较虚，或者畏惧针刺的患者为使用对象，根据腹针的处方或配穴原则组方可获良疗，特别是对改善肢体的张力有帮助，可以和头针联合应用，对此我们均有临床科研的成果加以证实。

（4）需要注意的问题：中风病的发生发展受多种因素的影响，特别是有基础疾病的患者，要注意基础疾病的治疗，如血压、血脂以及血糖的控制。除此之外，还要注意失眠、大便、情绪对其疾病的影响。当治疗过程中出现平台期，患者疗效不再提高时，应关注一下这些方面是否存在问题，如果有问题应尽快解决，当这些问题解决了，疗效又会出现意想不到的提高。

（二）眩晕

"眩晕"在中医学中，是以头晕、眼花为主要临床表现的一类病证。眩即眼花，晕是头晕，两者常同时并见，故统称为"眩晕"，其轻者闭目可止，重者如坐车船，旋转不定，不能站立，或伴有恶心、呕吐、汗出、面色苍白等症状。包含了西医学中以头晕或眩晕为主诉的一类疾病，如前庭阵发症、梅尼埃病、良性阵发性位置性眩晕（benign par-oxysmal positional vertigo，BPPV）、前庭性偏头痛、颈源性眩晕、突发性聋伴眩晕、精神心理性头晕、晕动病等。近年来，随着眩晕医学概念的提出，前庭性偏头痛（vestibular migraine，VM）、持续性姿势–知觉性头晕（persistent postural–perceptual dizziness，PP–PD）等新疾病概念的明确，为我们诊断与治疗提供了良好的途径。

《血管源性头晕/眩晕诊疗中国专家共识（2020）》指出：（非眩晕性）头晕，是指空间定向能力受损或障碍的感觉，没有运动的虚假或扭曲的感觉，即无或非旋转性的感觉。其患者主诉头昏不适，不包含其视物旋转，以及自身的晃动感。（内在的）眩晕，是指在没有自身运动时的自身运动感觉或在正常头部运动时扭曲的自身运动感觉。涵盖了虚假的旋转感觉（旋转性眩晕）及其他虚假感觉，如摇摆、倾倒、浮动、弹跳或滑动（非旋转性眩晕）。其患者主诉头目不清，包括视物旋转，以及自身的晃动感。

1. 病机概说

对于眩晕病机的认识，自古多遵从《内经》"诸风掉眩，皆属于肝"之说。朱丹溪提出"无痰不作眩"，虞抟认为"瘀血致眩"，张介宾强调正虚可导致本病，亦提出"无虚不作眩"，陈修园综合各家之说，认为病根属虚，病象如实，理本一贯。综合归纳，其病位在脑，多为本虚标实之证，本虚在于肝、脾、肾，标实以风、火、痰、瘀为多见。也就是说不论是感受外邪还是脏腑功能失调，均可导致脑府失养，脑窍被蒙而发生眩晕。临床所见的病机多为：①情志所伤，肝郁化火，肝风内动；②脾虚失运，痰浊内阻，上蒙清窍；③肝肾亏虚，髓海不足，脑失所养。病程较长，症状持续不能缓解者，往往与血瘀相关。

2. 诊疗要点

（1）诊断要点：通过追问病史，特别是眩晕发作的频率和时间，根据临床证候、体征，进行定位定性诊断，以判断是周围性眩晕还是中枢性眩晕。比如出现突发性视物旋转，持续时间超过 20 分钟，常伴有耳鸣耳聋、查体发现有水平眼震多为梅尼埃综合征；若出现短暂性视物旋转或不稳感觉，体位改变时可诱发者多为良性发作性位置性眩晕（BPPV）；若视物旋转或不稳感，同时伴有其他脑干以及小脑体征时多为中枢性眩晕。近来将头晕，伴有不稳症状持续 3 个月以上，直立及走路时时较卧位时严重，闭目难立征或前庭功能试验均为阳性者，诊为慢性功能性前庭疾病的持续性姿势性 - 感知性头晕（PPPD）。临床中颈源性眩晕也是临床常见眩晕的一种，亦需要在临床认真鉴别诊断。一般来说周围性眩晕预后相对好，而中枢性眩晕预后相对较差。

因其病位在脑，所以诊察头部经络必不可少，判定经络虚实所在，是在督脉、膀胱经、厥阴经，还是少阳经，为临床选穴提供有力证据。

察色按脉，辨其虚实。眩晕往往具有发作性，有急性发作期、缓解期。虚者或为脾胃虚弱，不能健运水谷以化生气血，以致气虚血亏，清阳不升，清窍失养而发；或为肾阴不充，肾精亏耗，不能生髓，导致髓海不足，上下俱虚而发；或脾胃受损，健运失司，聚湿生痰，痰湿中阻，清阳不升，浊阴不降而发。实者多由肝阳上亢；或长期忧郁恼怒，气郁化火，导致肝阴暗耗，风阳升动，上扰清空而发。

（2）治疗特点：一般来说，周围性眩晕症状明显，临床取穴多以少阳经为主；中枢性眩晕及颈源性眩晕者，临床取穴多以膀胱经和督脉为主。

当选择以头针治疗为主，选穴可在头针相应的大脑皮层的投射区或其督脉、膀胱经、胆经上，如晕听区、感觉区、运动区及百会、玉枕、脑空、率谷等相应的腧穴上均可诊察到阳性反应点。

当选择以腹针为主，以腹针三焦取穴法为多，引气归原为基础处方，肾虚为主时加阴都、肓俞、气穴；痰湿为主时加梁门、天枢、水道；同时可配相应的体针。痰湿、肝肾不足者，应同时配合中药的治疗。

（3）眩晕在急性发作时，针灸取头部腧穴，疗效显著，但对于慢性眩晕疗效不能持续时，往往要配合中药治疗。实者以平肝潜阳为主，而后补益脏腑气血。虚者应先补益气血，再针对夹痰夹瘀者分别治疗。临床常用方剂如镇肝熄风汤、三仁汤、苓桂术甘汤等。

3. 案例分析

案 1

患者王某，女，52 岁，2017 年 3 月 5 日初诊。

主诉：头晕头胀 2 天。患者 2 天前无明显诱因出现头晕、头胀，无明显头痛，伴颈部僵硬不适，伴恶心，呕吐胃内容物 1 次。现症见：头晕、头胀，头颞部胀痛明显伴站立不稳，颈部僵硬不适，动则加剧，不能正常劳作，呃逆，恶心无呕吐，无反酸，无明显口干。体瘦，面色暗黄，纳差，眠差，二便调。舌淡暗，苔白，脉细弦。慢性浅表性胃炎 10 余年，颈椎病 10 余年。

辨证：脾胃不和，气血亏虚。

治法：调理脾胃，补益气血。

方药：生黄芪 30g，茯苓 20g，生白术 20g，吴茱萸 5g，胡黄连 2g，干姜 6g，甘草 12g，枳壳 12g，3 剂，水煎服，日 1 剂，早晚分服。

针刺：①头针：晕听区；②体针：中脘、天枢、关元、手三里、足三里。每周 2 次，每次 20 分钟。

嘱患者：①避风寒，慎起居，适劳作，畅情志；②服药后如有轻度腹痛腹泻，属服药正常现象；如腹痛腹泻较严重，则停药。

2017 年 3 月 10 日复诊：上次治疗后，在回家的途中呕吐 1 次，呕吐后可进食米粥，头晕头胀明显减轻。服药物后，当日腹泻 2 次，无腹痛与胃部不适感。稍有颈部不适，站立不稳感消失。纳少，眠可，二便调。舌淡红，苔白，脉细弦。守前法继针 3 次，患者症状消失。

按：本例患者主因中焦虚弱，脾胃失职，不能正常升清降浊，清阳不升，气血不能上承头窍，故见头晕；浊阴不降，故见呃逆。脉症分析其病位在少阳经，伴颈部僵硬，动则加剧，少阳主枢，急需舒缓少阳经脉，故首选头针晕听区止晕。焦氏头针晕听区位于头部的颞侧部，为少阳经所过，针刺时可根据其头部阳性反应点的范围，选择进针方向。针后患者自感头颞部胀痛缓解，颈部僵硬感明显减轻，同时配合腹针四正位针法与手足阳明之合，取其合主气逆而泻之义，调和脾胃，升降有序。同时配合中草药益气健脾、升清降浊。方中除益气健脾药物，更取左金丸之功，胡黄连为许老的经验用药，以荡涤肠中瘀滞之良药，主通利，配合吴茱萸，苦降辛开，一清一温，共奏调理脾胃、升降气机之功。

案 2

许某，女，77 岁，2013 年 11 月 1 日初诊。

主诉：头晕而眩半个月。患者半月前无明显诱因出现头晕而眩，站立时自觉有晃动感，胃脘堵而不通，心悸胸闷时作，周身乏力，精神倦怠，大便日一行，多梦。舌淡苔白，脉沉弱。

辨证：脾胃虚弱，脑窍失养。

治法：健脾养胃。

方药：生黄芪 30g，干姜 20g，甘草 12g，诃子 6g，肉苁蓉 30g，枳实 15g，丹参 20g，白芍 15g，7 剂，水煎服，日 1 剂。

针刺：腹针主穴：引气归元，腹三焦。配穴：肓俞、气穴、中脘下、右大横，每周 1 次，每次 20 分钟。

2013 年 11 月 8 日复诊：针药后患者自觉头晕、周身乏力明显减轻，心悸时作。舌暗红，苔白，脉沉滑。

前方方药干姜减至 6g，加五味子 12g，继续服用 7 剂，水煎服，日 1 剂。

继续上次腹针疗法，每周 1 次，每次 20 分钟。

2013 年 11 月 15 日复诊：患者无明显头晕，心悸减轻，咳嗽有痰，肢体麻木，四肢厥冷。大便可。舌淡暗，苔白，脉滑缓。

辨证：脾胃虚弱，痰浊内蕴。

方药：生黄芪 30g，干姜 12g，甘草 12g，诃子 6g，肉苁蓉 30g，橘红 12g，胆南星 9g，白芍 20g，桂枝 12g，7 剂，水煎服，日 1 剂。

针刺：腹针主穴：引气归元，腹四关。配穴：气穴，每周 1 次，每次 20 分钟。

按：本病为老年女性患者，四诊合参，辨证为脾胃虚弱，脑窍失养。虚者宜先补益气血，故本病治疗关键在于健运中焦。使用腹针疗法与中药相结合，腹针疗法调理中焦气机，中药补益中焦，二者结合，效宏力专。脾健则气血生化有源，一切精气血津液的化生和充实均有赖于脾脏对食物的运化。中焦健运，则气血生化有源，清阳得升，则脑窍清明。患者为老年女性，补益脾胃，非一日之功，配合中草药以和化汤加减，健脾养胃，治疗 1 个月，患者头晕症状消失。

案 3

张某，女，32 岁，2018 年 8 月 10 日初诊。

主诉：头晕 1 周。患者 1 周前因工作劳累，受凉后出现头晕，无视物旋转，颈部僵硬疼痛，不能后仰，无恶心呕吐。纳可，眠欠安，二便调。舌暗红，苔白，脉弦滑。

查体：颈部肌肉紧张，颈 3～颈 5 压痛（+++），双侧颞部（太阳穴）压痛（+++），顶试验（－），臂丛牵拉试验（－），闭目难立征（+）。

辅助检查：颈椎片示生理曲度变直。

辨证：气滞血瘀。

治法：通调督脉，疏解少阳。

针刺：后顶穴透刺，搓针导气法。腹针疗法：引气归元，腹四关，商曲。留针 20 分钟。

后顶穴搓针后，患者颈部僵硬疼痛明显好转，可慢慢后仰，头晕明显减轻。仅有左侧颈部肌肉僵硬，向右转头时有不适感。故后顶针刺时向左侧斜向平刺，搓针得气后，嘱患者活动颈部，至颈部活动无明显疼痛。然后行腹针疗法，调理气血，静留针 20 分钟。

2018 年 8 月 12 日复诊：患者无头晕头痛，颈部僵硬消失，按压有酸痛，再行一次巩固治疗。

按：患者较年轻，病程短，症状单一，主要为劳累后头晕，颈部僵硬疼痛，不能后仰，辨证以实为主，分析其病位在督脉，选用针法为后顶搓针导气法，可通调督脉，局部气血通利，脑脉得养，症状很快消失。继以腹针疗法健运脾胃，调畅气血，进一步濡养脑窍。

4. 临证体会

眩晕病位在脑窍，经络辨证多为督脉、少阳经脉，脏腑辨证与脾肝肾密切相关，多虚实夹杂，应根据患者刻下病情变化，辨虚实，察经络，调整治疗方案。

急性起病者，根据发病病位不同选择不同的腧穴，如颈源性眩晕，选取督脉之后顶穴与膀胱之玉枕穴；小脑与前庭之眩晕，则取头针晕听与平衡区；深感觉障碍与内侧纵束之眩晕，则取足运感、后顶与晕听区。笔者曾对后顶穴治疗眩晕进行过临床观察，提示针刺此穴可以改善椎基底动脉血液供应。

应注意头部腧穴的经络诊察，以头部腧穴阳性反应点为治疗主穴，针后眩晕症状解除明显。止眩晕只是第一步，治病求本才是最重要的，也是疗效持久的重要一环。如虚实夹杂者，可在头穴治疗后继续以腹针疗法调理脏腑气血（案3），或以中药调理中焦气机，恢复脾升胃降之职（案1）。以虚证为主，可先以腹针疗法配合中草药健脾胃养气血，针后患者症状解除即止（案2）；如虚实夹杂者，可在调理脏腑基础上，配合头部腧穴治疗，通利头部气血。

（三）耳鸣

耳鸣是临床常见疾病，主要表现为耳内鸣响，而周围环境并无相应声源，是一种主观感觉，美国听力学会对耳鸣的定义为"非外部声音产生的听觉感知，常被形容为嘶嘶声、嗡嗡声或尖声铃声"。

1. 病机概说

从脏腑言，人体是一个有机整体，耳窍虽位于人体头部，为外在独立器官，但其经络与五脏六腑有着密切联系，《灵枢》云"五脏常内阅于上七窍也""五官者，五脏之阅也"。其病变均可影响到耳窍，故耳鸣治疗不应只局限于耳窍，更应注重全身的调理。本人在临证中发现，耳与肾、肝及脾关系密切。肾在窍为耳，故耳与肾的关系最密切，皆因肾为先天之本，藏精生髓，髓通于脑，耳脑相连，滋养耳窍。若肾精不足，髓海空虚，耳失濡养，可发为本病；肝藏血，与肾同源，若肝肾阴亏，则虚火内炎上扰清窍发为此病；肝主疏调气机，耳司听觉，主平衡，若肝郁气滞，肝失调达，气机郁结，也可造成瘀滞引发耳鸣；脾为气血生化之源，耳得气血而听，若脾气不足，气血生化乏源，健运失司，痰湿内盛，精不上充，痰浊内阻，则耳鸣耳聋诸病作矣。

从经络言，耳为宗脉所聚，《灵枢·邪气脏腑病形》所谓"十二经脉，三百六十五络，其气血皆上于面而走空窍，其精阳之气上走于目而为睛，其别气走于耳为听"。《灵枢·经脉》中记载循行直接过耳之经脉有：手太阳小肠经、手少阳三焦经、足少阳胆经、足阳明胃经与足太阳膀胱经共 5 条；循行通过本经络脉与耳相连之络脉有：手足阳明络脉、手足少阴络脉、手足太阴络脉共 6 条。通过本经经别与耳相连的有：手阳明大肠经之经别。若上述经、络、经别气血不足，或阻滞经脉，皆导致耳鸣的发生。

2. 诊疗要点

（1）明确介入时期。耳鸣分为原发性和继发性，对于继发性耳鸣通常要针对原发疾病进行干预，故本章讨论仅限于原发性耳鸣。针灸治疗介入的时期至关重要，急性期为重要的介入时间标志。耳鸣急性期长短不一，短则数日，长则数周，一般症状为耳堵塞感、听力下降。外因可为近期外感病史，可伴有鼻塞、流涕、头痛等外感症状，舌质稍红、苔薄黄或薄白，脉浮数；或内因为痰湿上扰，情志异常，阻滞耳脉。临证体会，急性期两周内针灸可暂不介入，若两周后仍存在上述症状，针灸应及时介入，不可贻误时机。初期治疗要注意，选穴用针手法要轻，以疏风清热为主，如配合风池、合谷、曲池、太冲。

（2）提倡清利痰湿。《灵枢·口问》指出："耳者，宗脉之所聚也，百脉之血气，水谷之所生也，故胃中空则宗脉虚，虚则下溜，脉有所竭者，故耳鸣。"当中焦虚弱，运化无力，气血生化不足，则清阳不升，导致气血亏虚，不能上奉于耳，耳窍经脉空虚，出现耳鸣。气血亏虚者，常有面色无华、头晕、气短乏力等症状，舌淡，苔薄白，脉细弱无力。耳鸣虚证常见于病程较长或素体亏虚者。针对此种证候，首先应补益气血，可用腹针疗法中引气归元、腹四关、双侧商曲、双侧气穴强化补益脾肾，调和冲任气血，增加中焦气血生化。局部取穴可用听会，手法要轻，浅刺为主，体针可配足三里、三阴交健脾助运。

（3）注重调畅情志。情志异常可为病因，亦可为病久所致之证候。《丹溪心法·六郁》曰"气血冲和，万病不生，一有怫郁，诸病生焉，故人身诸病，多生于郁"。肝主疏泄，畅情志，情志不遂可致肝气郁结，气滞则血瘀，气血不能上达于耳，耳失荣养而发此病。耳鸣又可使人产生烦躁、忧郁、失眠、恐惧等肝郁症状，两者相互影响，恶性循环。故治疗上对于耳鸣实证要从肝论治，在局部取穴基础上配合太冲、太溪、率谷、风池、合谷加强疏肝利胆、清热泻火的作用；同时配合大椎、膈俞、肝俞拔罐、耳尖放血等。疏肝调肝的关键是改善患者睡眠质量，可配合百会、神庭、印堂、承浆、申脉、照海等穴安神定志，调和营卫以助睡眠。

此外，还需重视饮食调养在治疗中的作用，辛辣烟酒等肥甘厚腻之品，过食则蕴生火热，上蒸耳窍而为病，故嘱患者戒烟酒，少食牛羊肉等生痰火之物。

3. 病案分析

案 1

刘某，男，44 岁，2018 年 8 月 25 日初诊。

主诉：左耳鸣 22 天。患者 22 天前无明显诱因出现突发性耳鸣，当地医院诊为"原发性耳鸣"。刻下症：左侧耳鸣，自觉耳堵，听力略有下降，二便可，夜眠差。舌淡胖、有齿痕，苔白，脉沉滑弱。

辨证：风痰上扰，清窍失养。

治法：祛风化痰，开窍醒神。

针刺：①体针：百会、神庭、风池安神定志，散风通络；听会（左）、翳风（左）疏通局部气血；外关清热解毒、散风活络；太冲、侠溪（左）疏肝利胆。②腹针：引气归元、腹四关调补脾肾，加大横健脾燥湿化痰，商曲疏通颈部气血以利耳之气血，水分穴利水消炎，并配合背部大椎、肝俞拔罐。

2018年8月29日二诊：针后自觉耳鸣耳堵减轻，汗出减少，舌淡胖、有齿痕，苔白，脉沉滑弱（关），辨证立法同前。守方继续治疗。

2018年9月5日三诊：治法同前方，自觉耳鸣、听力均好转，但昨日耳鸣及耳堵反复，大便日一行，汗出仍多，舌淡暗、有齿痕，苔白，脉沉滑弱。辨证：脾虚湿蕴，清窍被蒙。治法：健脾祛湿，开窍醒神。

方药：生黄芪30g，桂枝12g，茯苓30g，甘草12g，白术20g，丹参30g，牛膝15g，胡黄连3g，葛根20g，蒲公英30g，3剂，水煎服，日1剂。

针刺：①体针：百会、神庭、风池、外关、合谷、三阴交、丘墟、太冲。②腹针：引气归元、梁门、天枢、水道，右侧滑肉门、外陵、大横向外斜刺。

2018年9月8日四诊：针后耳鸣、耳堵及听力均明显好转，平素已难以察觉耳鸣。随访3个月，诸症未再反复。

按：患者体形肥健，起病急骤，舌淡胖伴齿痕，脉沉滑弱，此乃中焦虚弱，运化失司，痰浊内生之相，复以外因，肝风扰动，夹痰上扰，发为耳鸣。初为标本兼治，收效益佳。后症状反复，故重新审视，是否存有辨证失当，或他因诱发。本案病情反复并无诱因，但观其舌脉，提示仍中焦虚弱，故三诊时予中药健运中焦，升发清阳，升降并用，以复气机斡旋之力。体针取"四关"，合谷属气，太冲属血，一阴一阳，一气一血，气血同调，阴阳俱取，以通一身之经；腹针选腹三焦针法，加右侧滑肉门、外陵、大横向外斜刺舒达气机。以上标本同治，气血同求，收效颇佳。

案2

张某，女，40岁，2020年10月10日初诊。

主诉：右耳突发耳鸣伴听力下降1个月。患者因生活与工作压力较大，自2020年9月10日起出现睡眠早醒，醒后不易再睡，伴烦躁焦虑。至9月15日突发右侧耳鸣伴憋胀感，初未予重视。3天后去医院就诊，耳鼻喉科诊断为"突发性耳聋"，予激素加前列地尔静点治疗1周。后继续给予舒血宁静点20余日，上述症状未见改善，遂来就诊。刻下症：右耳持续性耳鸣，耳堵不适，听力下降，畏噪喜静，纳可，眠欠佳，多梦易醒，烦躁焦虑，大便日一行，偏干不爽。听力测试：右侧低频（250Hz，500Hz）下降明显，双侧外耳道检查阴性。舌淡胖，边有齿痕，苔白。脉沉弦细以左关脉为著。既往体健，无过敏史。

辨证：阴虚阳亢，清窍失聪，心神失养。

治法：滋阴潜阳，养心安神，息风通窍。

方药：石决明30g，丹参15g，牛膝15g，葛根30g，黄精30g，五味子10g，甘草10g，肉苁蓉30g，白芍30g，蒲公英30g，桑椹30g，沙苑子9g，7剂，水煎服，日1剂。

方中君药石决明平肝潜阳，清泄肝热，兼益肝阴，善治肝肾阴虚、阴不制阳而致肝阳上亢之头晕头痛等症；蒲公英可清肝泄热，配伍白芍、甘草以养阴柔肝；牛膝、肉苁蓉、沙苑子、黄精、桑椹补益肾肝，养血填精；丹参活血化瘀；葛根疏经通络，现代研究表明其可扩张血管，改善耳周血液循环。

针刺：①背部督脉膀胱经叩刺，大椎、心俞闪罐，肝俞留罐（时长5分钟）。②百会、神庭、风池安神定志，散风通络；左侧听宫、率谷疏通局部气血；外关清热解毒、散风活络；开四关以疏肝解郁，左侧侠溪、内庭疏肝清热。③腹针以引气归元（中脘、关元交通心肾）、腹四关调补脾肾，商曲（双）疏通颈部气血以利耳之气血。

10月17日二诊：针药后睡眠明显改善，耳鸣仍作，改善不明显，大便日一行，舌淡胖，苔白，脉弦滑（双关为著）。复行耳部经络诊察，发现听会与翳风处有结节伴压痛。中药上方去桑椹和牛膝，加石菖蒲12g，川芎6g，续服7剂。针刺上方去听会易听宫，听会与翳风的结节处缓慢进针，直至手下有如鱼吞钩之感，患者自觉明显胀感。腹针加右大横。

10月22日三诊：患者诉前诊听宫、翳风针感持续至夜眠，睡眠改善，耳鸣明显减轻，仍有耳堵，大便日1～2次，舌淡胖，苔白，脉弦滑。察经：听会、翳风可及结节。去"四关"，加大陵、行间、三阴交、丘墟。

10月24日四诊：听力改善，耳鸣减轻，呈间断发作，以外界噪音与睡眠时为著。耳堵仍存，夜眠尚可，不再早醒，多梦减轻，大便可，舌淡红，苔白，脉弦（关）。证属阴虚阳亢，治以滋阴潜阳。

方药：生石决30g，丹参15g，牛膝15g，葛根30g，五味子12g，甘草12g，白芍30g，黄芩12g，蒲公英30g，7剂，水煎服，日1剂。

针灸上方去听会、翳风，加宫墙穴（又名后听宫：将耳壳牵引向前，在耳壳背面根部出现弦筋之略下处，相当耳屏尖水平线，与听宫穴相平）。腹针：引气归元、腹四关、商曲、气穴。拔罐治疗后大椎、心俞、膈俞处色红，膈俞可见水疱。

10 月 31 日五诊：耳鸣偶发，耳堵明显减轻，听力恢复，睡眠可，大便可，因工作压力，时有心烦。舌淡红、胖胀，苔白，脉滑弱，尺脉尤弱。证属肝肾不足，心肾不交。治以补益肝肾，交通心肾。

方药：山萸肉 20g，茯苓 30g，葛根 30g，丹参 30g，五味子 12g，甘草 12g，知母 15g，蒲公英 30g，黄柏 6g，续服 7 剂。

针刺：①梅花针叩刺背部督脉及膀胱经，后背拔罐，膈俞有水疱。②腹针：天地针交通心肾，双天枢（四正位）。③体针：百会、神庭、风池、率谷（右）、内关、三阴交、尺泽、阴陵泉。

11 月 7 日六诊：耳鸣、耳堵基本消失，大便每日一行，睡眠尚可，多梦减少。舌淡红、略胖，苔白，脉滑弱（右 > 左）。证属肝肾不足，阴虚内热。治以滋补肝肾，清热调神。

方药：山萸肉 20g，黄芩 30g，白术 20g，丹参 30g，知母 15g，蒲公英 30g，肉苁蓉 30g，五味子 12g，甘草 15g，续服 7 剂。

体针上方加行间。余同前。

按：该案为突发耳鸣耳聋（低频下降型），以针药结合治疗而获效。中药以滋阴潜阳、清热息风、养心安神为主，临床加减，以求其本。针解有三：其一，先从督脉背俞叩刺入手，通过穴位反应观察对应脏腑气血盛衰；同时观察闪罐、留罐后有无瘀状或水疱，推断是否存在瘀阻或湿滞，若瘀色深而暗，提示热瘀并存，故先解郁清热安神，后见水疱，则意为痰湿尚存，故化湿通阳。其二，镇静安神之法贯穿始终，虽然耳鸣耳聋是其主诉，但起于焦虑失眠，此乃先扰于心后干于肾，心火不能下交于肾，肾水不能上济于心、耳，故滋阴清热安神以治其本。其三，从经络诊察寻其异常结节，此为气血瘀滞之所，采用经筋刺法而获效。

4. 临证体会

耳鸣为临床常见病、多发病，其往往是耳聋之先兆，但也可同时发生，临床发病类型不同，治愈比例亦不同。老年人发病率最高，但从近年来流行病学调查的结果发现，本病有年轻化趋势。

治疗耳鸣时，应注重实验室电测听等检查，从临床发病类型推断预后。根据文献报道，一般听力曲线分为4种类型，即低频下降型、高频下降型、平坦型及全聋型。低频下降型多由膜迷路积水所致，预后相对较好；高频下降型多有毛细胞损伤，预后相对较差；平坦下降型多因血管纹功能障碍或者内耳血管痉挛引起，在一定程度上可逆，及时治疗预后较好；全聋型多为内耳血管栓塞或血栓形成所致，一般不可逆，疗效差。但在临床诊治过程中，通过合理针药治疗，即便是高频下降型，其预后亦会有一定程度改善。

分期治疗，中西医结合，明确量化针灸介入"时间窗"。对于早期（3个月内）耳鸣，欧美等国外指南并不主张药物治疗，而我国《耳鸣的诊断和治疗指南（建议案）》则建议早期可酌情按照突聋药物方案治疗，包括扩血管、改善微循环、糖皮质激素、营养神经药物等。本人临证总结发现，中医针药结合治疗收效更佳，其介入"时间窗"应在发病10～15天之后，当西药收效不佳时与其联合治疗，针药介入最迟不应晚于发病后30天，否则临床疗效大打折扣。

调整情绪，改善睡眠。多数患者伴有失眠，特别是长期睡眠较差、反复发作者，针药并用调整情绪，改善睡眠不失为恰当之选。

观患者之"象"，判断病性、病位及病程，对症治疗。病程长者，舌脉趋于虚者，先调脏腑，再刺局部；若病程短者，多与热邪相关，先去其热，次通其经，再治其本。而局部治疗主要靠经络诊察，查出阳性反应点，随证刺之。经络诊察时应注重左右对比，切不可只察患侧。

关于针刺手法，应根据耳鸣发生左右不同，先调局部，后调脏腑。局部针刺需缓慢进针，特别是经外奇穴"宫墙穴"（彩图19），初起进针手下紧涩，患者自觉胀痛，并可直达耳底。针刺深度由浅入深，耳鸣症状亦可逐步改善。调脏腑多采用腹针疗法，再配合临床常用特定穴。

听力明显下降甚至完全失聪者是否需要佩戴助听器？对于耳鸣伴随听力受到影响，目前欧美日等国发布的最新指南都持推荐或者弱推荐态度，而对于无听力受损基本上持反对或不支持态度。西医认为出现耳鸣引发耳聋佩戴助听器可刺激其听神经，使其功能不会逐渐丧失。本人经治一位左侧耳聋电测听结果为平坦下降型的患者，治疗前若不佩戴助听器则完全失聪，针药结合治疗两个月后，不佩戴助听器已可听到一些声音，听力在一定程度上得到了恢复。

虽然欧美日等国指南中均对针灸治疗耳鸣给予了"不予置评"或"缺乏临床有效证据"的结论，但针灸疗法能够进入西医的视野就已经是很大的进步了。本人多年临证所得，针灸治疗耳鸣耳聋有一定疗效，适时合理地介入耳鸣治疗，对于防止听力进一步损害具有重要意义。

（四）面肌痉挛

面肌痉挛亦称为面肌抽搐，是指一侧面部肌肉间断性不自主阵挛性抽动或无痛性强直。本病常始发于眼部，先以眼轮匝肌开始有轻微抽搐，逐步扩展至口角，直至整个半侧面部。一般只发生于一侧的面部，偶尔见于双侧。

1. 病机概说

中医学认为面肌痉挛属于"筋惕肉瞤""筋急""风证"等范畴。病因多为风邪所致。明代王肯堂云："颤，摇也；振，动也；筋约束不住而莫能持，风之象也。"本病风邪包括外风与内风。外风是指遭受风寒之邪，常由患者素体正气不足，脉络空虚，腠理不固而风寒之邪侵入所致。内风常系肝风内动所致，病位在肝，故而患者情志因素对本病具有较大影响。

面瘫治疗的后期，即3个月以上尚未恢复的患者往往会出现面肌痉挛，并与连带运动同时出现。此时的病机往往与肝血不足，血虚生风或肝木克脾土，脾虚痰蕴，风痰上扰之病机相关。治疗原则不仅要外以疏风，内则调肝，还要有"见肝之病，当先实脾"的临床思维。

2. 诊疗要点

（1）诊治特点：从中医的角度来看，腹部有一个以神阙（即肚脐）布气假说为核心形成的微针系统，腹部不仅包括了内脏中许多重要器官，而且还分布着大量的经脉，为气血向全身输布、内联外达提供了较广的途径，腹针疗法通过刺激腹部穴位调节脏腑失衡来治疗疾病。

基于上述理论，在诊治该病时，要注重腹部的诊察：观腹时注意其形态，以肚脐为中心，观其上下腹的张力及左右腹的张力是否相同，用手触摸时其皮肤的温度是否一致。在临证中发现，此类患者若左右腹部张力增高，说明肝郁气滞，郁而化火生风，此时以疏肝理气，镇肝息风为主；若上腹部张力高，特别在触摸剑突下时患者有不舒适感，或有抵触感，皮温上下有差别时往往提示有中焦气机不畅，痰湿中阻之象，此时则注意健脾调肝。如果舌脉符合，更能证明辨证的准确度。

（2）治疗特点：腹针处方及临床加减。腹针处方：中脘、下脘、气海、关元、上风湿点（患侧）、阴都（患侧）。引气归元中等深度，上风湿点、阴都浅刺，并体针配合双侧合谷、太冲，按常规针刺得气。留针 20 ～ 30 分钟。"引气归元"针由中脘、下脘、气海、关元四穴组成，中脘、下脘均位于胃脘部，二穴有调理中焦，平调升降的作用。气海为气聚集之处，关元培元固本，因此，四穴含有"以后天养先天"之意；上风湿点有疏风通络、清热解表的作用，阴都穴在腹针中处在全息影像神龟图的面部，可调节颜面部经气，又能疏解上焦之邪气，故此方有调脾胃、补肝肾、疏经活络的功能。在腹针的基础上再配以体针"四关穴"，其中，合谷为手阳明大肠经的原穴，阳明为多气多血偏于补气、活血，"面口合谷收"，能止面部抽搐，太冲为足厥阴的原穴、输穴，厥阴少气多血，偏于补血、调血，镇肝息风解痉，二者相配能通关开窍，镇静解痉，疏风理血。临床用腹四关来配合引气归元、四关穴，加强其行气活血之力。

注意调神。临床多见患者由于生活工作压力过大，精神紧张或突遇变故精神受到刺激，长时间情绪低落抑郁时面肌痉挛容易反复及加重。故治疗中强调治神、调神、安神。首选督脉穴位，百会、印堂为督脉调神常用的穴位，"精则养神，柔则养筋"，是缓解筋急首选，有平肝息风、安神定惊之效；四神聪为头部安神要穴，有宁神养神之功，与百会配合相辅相成；风池为足少阳胆经穴，多用于治疗风疾，具有平肝息风、祛风活血、调和气血功效，为祛风要穴，治疗面肌痉挛为首选。内关、三阴交为远端取穴，内关安神养神，三阴交滋阴养肾、滋水涵木。

根据辨证加入不同针法。除腹针外，还可结合火针、灸疗、耳针等多种方法，共同发挥补气养血、滋肾柔肝、化痰通络的作用。风寒阻络多配合灸法；脏腑气机失调，多配合背俞叩刺；火热上炎者多配合耳穴放血、拔罐。诸法相合不仅可避免久刺局部导致精神紧张及肌细胞过度兴奋，且可减轻患者对面部敏感部位治疗的紧张感，提高患者的依从性。

3. 病案分析

彭某，女，50 岁，2018 年 9 月 23 日初诊。

主诉：右侧面部肌肉不自主跳动 1 个月。患者 1 个月前外出旅游，旅途劳顿，感受风寒后出现右侧面部肌肉不自主跳动，休息后不能自行缓解。刻下症：右面部肌肉跳动，以下眼睑局部肌肉明显，自觉面部紧滞不适，乏力，纳可，眠差，二便调。舌质淡红，苔白稍腻，脉弦滑弱。

辨证：脾胃虚弱，络脉失养。

治法：健脾益气，养血通络。

针刺：①腹针：引气归元，腹四关，上风湿点，双侧大横，以 0.18mm × 40mm 的毫针，管针进针。手法：轻捻转不提插，每次留针 20 分钟。②体针：百会、神庭、风池。③配合局部阳性反应点，行温针灸 3 壮。每周治疗 2 次，治疗 2 周后症状缓解。

按：从发病特点看，本例患者不仅有疲劳史，还有感寒史，面抽因外风所致。治疗一方面要散风通络，同时需健脾助运，鼓动气血上荣于面。故用腹针调理脾胃，健运脾气，使气血生化有源；配合局部温针灸，温通经络，濡养经脉，效如桴鼓。

4. 临证体会

本病多发于中老年人，多在本虚的基础上导致标实。治疗应重视补益肝、脾、肾，根据舌脉，仔细观象，辨其虚实，治病求本。合理使用体针、腹针、刺络、艾灸等疗法，共同发挥息风通络、补气养血、滋肾柔肝、健脾化痰的作用。调脏腑者用腹针，风寒阻络者用灸法，转枢不利者用头针，风火上炎者用刺络放血疗法。除了在头部取穴外，一般不在颜面部取穴，仅在局部用梅花针叩刺，以患者能耐受为度。这类患者往往在百会，或者率谷、太阳穴处有压痛、条索、硬结，这也是针刺取穴的着眼点。

这类疾病还有一个特点，就是病程长，易反复发作，且与患者的情绪呈正相关，部分患者存在睡眠障碍。本人在临床上十分重视此类患者的睡眠情况，往往解决了睡眠的问题，其他证候也能够得到缓解，此为中医治神之妙。临床中还发现，针药并用疗效较好，该病进展时，针药并用，每周 2 次。若病情趋于平稳，可以单纯用药，或单纯用针，每周 1 次。

附　梅杰（Meige）综合征

梅杰（Meige）综合征，又称睑痉挛 – 口下颌肌张力障碍综合征，是一组锥体外系疾患症状，好发于中老年人，起病隐匿。典型临床表现为双侧眼睑痉挛，或伴口面部不自主抽动。其特点是在安静状态下、注意力分散时，或咳嗽、吹口哨、打哈欠、唱歌时可见症状戏剧性减轻，睡眠时大多无发作，但在强光下、疲劳、紧张、行走、注视、阅读和看电视时诱发或加重。梅杰综合征是西医神经科难治性疾病，它与不典型面肌痉挛临床表现相似度极高，容易误诊。从中医的角度来看，其发病特点是"目眴动"，所以可以与面肌痉挛同归属于"筋惕肉眴"之范畴。西医常用肉毒素对症治疗，可缓解症状但不持久，且治疗周期越来越短，患者症状也越来越重。而中医疗法在控制病情的同时，可以减少很多因服用药物而产生的毒副作用，相对来说针灸治疗比较有优势。

梅杰综合征与面肌痉挛两者病因不明，但从目前的国内外的研究提示，面肌痉挛多由错行血管压迫神经根所致，而梅杰综合征与脑基底节不同程度的损害有关，前者偏于周围神经病变后者则与脑实质损害相关，因此预后，后者相对较差。

由于梅杰综合征存在肌张力的问题，临床证候不光存在面部肌肉不自主跳动，还存在肌肉张力的问题，如张口困难，下颌关节紧而不舒，局部还可触及结节或者压痛，而面肌痉挛多为一侧，不存在面部肌肉的张力问题。

从中医病因病机角度分析，两者虽有相似之处，如与风、痰、情志相关，病位在筋，涉及肝、脾、肾。但从梅杰综合征在疾病发生发展的整个过程中，可以看出，不仅有肝气郁结疏泄失常的病机，还有由于阳气不足，气化失司，水气上逆，筋脉失煦而筋惕肉眴。

因此在梅杰综合的诊治过程中，在与面肌相同诊治原则下，重视调神、观腹、望舌，诊脉在辨证中的作用。特别是舌象，如舌边尖红往往提示心肝有热，如果再见舌体胖大而胀则提示肝木克脾土，有脾湿痰郁之象，若脉象显示右脉关上弦，就更不可忽视风痰上扰之势。

治疗上多采用针药并用，针灸治疗在面肌痉挛的基本治疗方案的基础上，加大调神的力度，在原有腧穴的基础上，加入少阳经腧穴，如率谷、太阳、支沟、阳陵泉等，加强少阳主枢的功能，以疏解焦虑与抑郁情绪。在腹针处方的基础上加商曲和全息"眼点"穴，即眼睛在腹部神龟图中的全息位置。该穴位于中脘穴向外向上 0.5 寸，改善脑部供血。若阳虚气化失司者加灸命门、腰阳关加强气化之力，使水饮去而逆气平。同时用梅花针叩刺眼周，使其微微发红，活血通络，濡养目络。中药治疗根据辨证的不同，肝郁者，主要以疏肝解郁、滋水涵木为法，以四逆散为主方，加生地、石斛、当归等滋阴养血之品，如肝气亢旺，性急气躁，加知母、丹皮、夏枯草等。若阳虚水逆者，则用温阳化饮、利水降逆之法，可用苓桂术甘汤为主方，阳虚甚者则用真武汤为主，可酌加代赭石、石决明等降逆息风。

病案分析

案 1

王某，女，62 岁，2018 年 10 月 18 日初诊。

主诉：双眼睑不自主抽动 1 年余。1 年前无明显诱因出现双眼睑不自主抽动，时发时止，自述劳动时无明显抽动，阳光充足或静息状态下发作次数较多，精神紧张时发作明显，并有加重趋势，曾在北京大学第一医院神经内科确诊"梅杰综合征"，给予西药治疗，因副作用而停服。来诊时见双眼睑阵发性不自主抽动，严重时眼睑不举，额头部紧滞不适、畏风、目涩、口干，纳可，眠一般，二便尚调。舌淡红胖，苔白滑，脉沉弦细。

辨证：脾虚失运，风痰上扰。

治法：益气健脾，息风化痰。

针刺：①腹针疗法选穴：引气归元，腹四关，上风湿点，肓俞，气穴，眼点。以 0.18mm×40mm 的毫针，管针进针。手法：轻捻转不提插，每次留针 20 分钟。②梅花针叩刺眼周，使皮肤微微泛红即止。③灸风门，每次 10 分钟。以上治疗每周 2 次。

按：本例患者虽为神经系统疾病，但其额紧畏风，为卫气无力固护，卫气源于中焦水谷，故患者为脾虚虚弱，无力生化气血，舌胖、苔滑、脉沉亦是明证。使用腹针后患者症状可立刻缓解，自述双眼湿润舒适，额头放松。

表明腹针疗法对气血进行了调节与充实，进而濡养患者眼睑气血。然症状缓解仅维持 1～2 天，随后又作。遂在原方基础上加灸风门，症状稳定，可持续一周无明显发作。分析原因，患者病情不稳定，呈阵发性，与风性善变的属性相似；同时遇风则症状加重，为在表之卫气不足，故需辅助中焦运化。经络诊察在风门处有阳性反应点，故于是穴加灸法祛风，通阳，益气，固本。

案 2

李某，女，55 岁，2019 年 4 月 11 日初诊。

主诉：双目不自主眨动 5 年，加重 1 年。患者 5 年前因过度用眼后出现双目不自主眨动，严重时影响视物，情绪不佳或阳光充足时发作频繁，2 年前在宣武医院诊为"梅杰综合征"，因拒绝西药而服用中草药治疗，症状无明显缓解，改求针灸治疗。刻下症：双眼睑阵发性不自主眨动，自觉严重时眼睑肿胀沉重，抬举无力，视物模糊，额头部紧滞不适，双眼干涩，双侧颞部僵硬不适，纳可，眠差，大便稀，日二三行。舌暗红胀，苔白滑，脉沉弦细。

辨证：脾肾亏虚。

治法：健脾益肾，温阳化气。

针刺：①腹针疗法选穴：引气归元，腹四关，上风湿点，肓俞，气穴，眼点，右大横。以 0.18mm×40mm 的毫针，管针进针。手法：轻捻转不提插，每次留针 20 分钟。②太阳穴刺络放血。③头穴：百会、率谷。

方药：炮附子 9g，桂枝 6g，白术 15g，白芍 12g，茯苓 15g，泽泻 9g，猪苓 12g，生姜 5 片，7 剂，水煎服，日 1 剂。

一次治疗后，患者自觉症状明显减轻，双颞侧僵硬感减轻，双眼睑抬举有力，但持续时间较短。后循经诊察发现百会穴触痛明显，率谷穴处有条索状结节，遂对百会、率谷行捻转手法，持续 2～3 分钟。留针 20 分钟，间隔 5～10 分钟运针 1 次。治疗后症状明显改善且时间延长。每周治疗 2 次。治疗 2 个月后，患者双眼眨眼明显减轻，颞部无明显僵硬感，睡眠好。

按：患者年过半百，脏腑气血不足，用眼过度后发病，治疗当以腹针疗法健脾益肾为主。配合刺络放血，以局部疏经通络缓解颞部僵硬。百会为督脉要穴，又为经脉交会之穴，人体之精气可以通过百会散布于头面，奉养心神；率谷为少阳经脉要穴，针刺可疏解少阳枢机不利。此二穴同为患者阳性反应点，刺激后症状明显缓解，并可增强疗效。患者眼睑沉重肿胀，结合舌脉为下焦阳气亏虚，津液不化，水气内泛之貌，故中药以真武汤加减，温阳化气，以助水液气化。

（五）肩痹

肩痹，中医学又称"五十肩""漏肩风""肩凝症"，是由年老筋骨衰颓、局部感受风寒、劳损闪挫等导致局部气血阻滞所致的肩部疼痛、运动功能受限为主要表现的退行性、炎性疾病，主要对应西医学中冻结肩、肩袖创伤性肌腱炎（又称肩峰撞击综合征）、肩袖撕裂、钙化性肌腱炎等，多数由于肩关节囊及关节周围软组织产生慢性特异性炎症改变所致。

1.病机概说

中医学认为本病的病因病机可分内外二因。

（1）外因：《素问·痹论》云："风寒湿三气杂至，合而为痹。"故风、寒、湿等邪气侵袭机体是本病主要外因。风为百病之长，风寒湿常相兼为患，损伤人体阳气；寒性凝滞，湿性重滞，导致气血运行不畅，脉络瘀阻，邪留肩部筋骨经脉，气血不通，发为痹痛。

（2）内因：《灵枢·经脉》曰："气虚则肩背痛寒。"多见于机体营卫失调，外邪侵入人体，气血亏虚，卫急而营缓，营卫失调，肌表不固，加之或先天禀赋不足，或年老体虚，或劳损过度，或房事不节，肾气衰弱，久而及肝，肝藏血主筋，肾藏精主骨生髓，肝肾亏虚，骨弱髓空，肩部筋骨失于濡养，不荣则痛；或素乏锻炼，肺气不足，身体衰弱，复受外邪，致经络不舒，气血凝滞而致本病。

因此，本病病机可归纳为内外同病，本虚标实。

2.诊疗要点

（1）诊断要点：①根据疼痛部位，判定经络所属，经络所过，主治所及。手三阴三阳经在体表循行的路线基本上都经行肩关节，因此首先明确疼痛部位，确定属何经病变，为其后选择或调整经络提供最为直接的临床依据。②根据疼痛性质，判断疾病虚实。患者疼痛的性质及发作时间往往对于病属阴阳、判断虚实尤为重要。一般疼痛若为胀痛、刺痛且发作时间为白天者多为实证；若疼痛为酸痛或隐痛且发生时间多在夜间，则以虚证多见。③根据西医诊断，判定转归预后。肩痹属中医范畴，其包含西医相关肩部疾病诊断。临床中冻结肩较为常见且容易诊断与鉴别，但如臂丛神经损伤、肩袖创伤性肌腱炎等肩部疾病，在接受中医治疗前应明确诊断，才能对疾病病程、预后转归等有着清晰合理预判，从而避免临床误治或漏治。

（2）治疗要点：主要分为针灸治疗和其他治疗两部分。

1）针灸治疗：疏通经络，行气活血，止痛除痹。肩痹是中医学中对于肩部持续疼痛、关节活动受限，甚者局部肌肉萎废不用证候的总称，即强调了疼痛归属之"痹证"范畴，又将其限定在"肩"的部位。疼痛及活动障碍作为其两大主症，尤以疼痛最为关键，常因疼痛导致活动受限日久所致肌肉萎缩等。而患者多长期接受常规体针治疗，且局部取穴较为常见，长期过度重复取穴，往往造成经络疲劳与紊乱，严重影响临床疗效，故在此主要介绍腹针及腕踝针的治疗方法。

①腹针标准处方：中脘、健侧商曲、患侧滑肉门。疼痛期：加水分。僵硬期：加大横、气海、关元、气穴。恢复期：加关元、气海、气穴。

方义：中脘穴在腹针疗法中为补益脾胃、生化气血要穴，其是胃之募穴，与脾互为表里，而脾主肌肉，故可治疗肌肉软组织劳损；在腹针理论中，商曲代表人体颈肩部相交处，滑肉门代表肩关节部位，水分可消疼痛期局部炎性水肿，上述四穴合用共奏通络止痛之功。大横可祛湿、健脾、滑利关节，气海为气之海，关元培肾固本，均为扶正补虚要穴（中脘、下脘、气海、关元四穴组成"引气归元"基本方，有治心肺、调脾胃、补肝肾的功能），诸穴合用可改善活动受限症状。上述处方内外同顾，标本兼施。

提示：由于腹针强调每个穴位的全息对应点是一个空间立体结构，所以针对具有立体结构的"滑肉门"，在针刺的过程中需要注意针刺的深度，根据全息理论为浅刺，并根据具体肩部病变部位，将滑肉门立体结构与肩痛部位全息对应进行针刺。

②腕踝针标准处方：上1至上6区相对应区域进针点。根据肩部疼痛部位决定针刺点，通常肩部疼痛部位相对应的手三阴三阳经循行路线上会出现压痛、滞涩、结节等异常表现，提示可选择对应经络循行的腕踝针区域进针

点进行治疗。

提示：腕踝针各区域与十二经体表循行部位基本重合，为其提供了有力的经络基础，故腕踝针通过远端对经络调整可更好地起到通经止痛之功。此针法皆用以 0.25mm×25mm 的毫针短针平刺、浅刺，切勿出现针感。

2）其他治疗：主要包括口服非甾体抗炎药（NSAIDs）、穴位注射、局部痛点封闭、局部麻醉或运动疗法等，也可根据患者情况酌情施治。

3. 病案分析

案 1

王某，男，51 岁，2017 年 12 月 13 日初诊。

主诉：右肩关节疼痛 1 个月。病史：患者 1 个月前无明显诱因出现右肩关节疼痛，以凌晨 2 ～ 3 点疼痛明显，影响睡眠，大便可。舌淡红，苔白腻，脉弦滑。查体：肩颈部压痛不明显，活动轻度受限。辅助检查：右肩关节 X 线平片未见明显异常。

辨证：湿蕴经络。

治法：祛湿通络。

针刺：在腹针标准处方基础上，加引气归元、气穴理气活血；健侧商曲、患侧滑肉门＋上风湿点以通行气血。施针时嘱患者活动肩关节，并调整商曲及滑肉门针刺深浅，直至患者肩痛症状明显减轻。治疗 3 次后，电话追访，肩痛消失。

按：此病西医诊断为冻结肩，患者病程短、病位浅，经络状态良好，无经络疲劳、紊乱，故收效立竿见影。

案 2

毛某，女，50 岁，2017 年 11 月 1 日初诊。

主诉：颈肩痛伴左上肢麻木 3 ～ 4 年。患者 3 ～ 4 年前因颈椎疾病出现颈肩疼痛，伴左上肢麻木，曾行局部封闭治疗，症状改善。近日来加重，外院颈椎 X 线片：颈椎曲度变直，考虑颈椎退行性改变，故来就诊。刻下症：左侧头部不适，有压痛感，左颈肩部有紧而不适感，左上肢麻木，以拇指为重，怕冷喜暖，睡眠欠佳，大便可，纳可。舌尖红，苔白，脉沉滑弱。

查体：颈部 C3 ～ C6 左侧棘突及横突处压痛（＋＋＋）。

辨证：气虚络阻。

治法：益气活血通络。

针刺：引气归元、腹四关、健侧商曲、患侧滑肉门、气穴（双），配合肩关节局部拔罐；连续治疗3周，每周1～2次。

2017年11月22日复诊：自觉症状较前有明显改善，大便偏稀，不成形，腰痛，后背疼痛较前改善，左手食指、拇指麻木。舌淡红，苔白，脉沉滑。继续守方治疗每周2次，2周后肩部症状消失。

按：此病西医属颈型肩痛症，病史较短时采用腹针疗法疗效较好，症状改善迅速；而当病史较长、病位较深时，除气机郁滞外，还常伴血行瘀滞，故单一的针刺疗效欠佳，可先用局部拔罐甚或放血拔罐以疏通经脉，再行针灸治疗。在治疗上要明确痛点或肌肉，全息点取穴准确，同时注重针刺深度、方向的调整。

案3

李某，女，49岁，2018年3月13日初诊。

主诉：右肩疼痛1个月，加重1周。患者1个月前感受风寒后出现右肩部疼痛，遂到骨科就诊，查右肩X线示右肩关节未见明显异常，诊断为冻结肩，予局部行注射药物封闭治疗，未见明显缓解。近1周，患者右肩痛逐渐加重，遂来就诊。刻下症：右肩关节疼痛，以肩峰明显，主被动活动均受限，无外展扛肩，夜间疼痛明显影响睡眠，受凉或劳累加重，体胖，面色㿠白，纳可，二便调。舌淡胖、有齿痕，苔白，脉弦紧。

查体：右侧三角肌前束、中束压痛（++），冈上肌起始处压痛（+）。

辨证：阳气虚衰，本虚标实。

治法：益气温经通络。

针刺：①腕踝针上3、上4。②温针灸：阿是穴行扬针刺法，中间针行温针灸。先施腕踝针，嘱患者活动肩部，疼痛明显缓解，但局部仍有凉感，随后加入扬刺，凉感明显消退，满意而归。照此刺法治疗2次，患者3诊来时主诉，白天疼痛较前明显减轻，但夜间仍有时疼痛，此时脉象由原有的弦紧脉转变成滑弱脉，去扬刺，加腹针治疗。在标准处方的基础上加入双气穴，每次留针20分钟。治疗3次后痊愈。

按：本案患者痛点固定不移，病机为正气不足，卫气失固，风寒侵袭手阳明经络，气血失畅，经络瘀阻，损伤经筋。治宜祛邪扶正，活血通络，舒筋利节。先以腕踝针疏通肩部气血，针后患者肩部可以轻度活动，疼痛减轻。患者风寒客于手阳明经络，采用扬刺法，《灵枢·官针》曰："扬刺者，正内一旁内四而浮之，以治寒气之博大者也。"本法适用于寒邪，凝滞经络，气血痹阻所致的疼痛，麻木局部肿胀者。根据患者阳气虚，寒邪易袭上位的特点，采用温针灸，使热力可以透达穴位，温通血气，扶正祛邪。《素问·调经论》曰："血气者喜温而恶寒，寒则泣而不流，温则消而去之。"治疗后患者即刻自觉疼痛明显缓解。考虑患者年近五十，肝肾不足，气血亏虚，故以腹针疗法继续巩固治疗 3 次。患者未再复发。

案 4

李某，男，60 岁，2017 年 1 月 23 日初诊。

主诉：左肩疼痛半年。患者半年前劳累后出现左肩疼痛，活动受限，曾到多家医院就诊，未有明确诊断。2 个月后中日友好医院诊断为"臂丛神经炎"，予住院治疗 1 个月，其间给予激素及神经营养药物治疗，症状稍有好转后出院，仍遗留肩部疼痛及无力。来诊时左肩疼痛，肩前、肩后疼痛明显，痛至左侧前臂，且左侧食指、中指无力，活动不受限，久坐或久立时症状加重。夜间疼痛明显影响睡眠，纳可，二便调。舌淡暗，苔白，脉细弦。

查体：左上臂肌肉萎缩，左胸锁乳突肌区压痛（++），左肩前、肩峰压痛（++），左肱桡肌压痛（+++）。

辨证：气虚络阻，筋脉失养。

治法：益气通络，养血荣筋。

针刺：①穴位注射：用灭菌注射用水 2mL 将甲钴胺 1mg 粉剂溶解后进行穴位注射。取穴分两组，一组为肩前、臂臑、肩髃、肩贞，一组为肩前、肩髎、臑俞。每周 2 次，两组交替进行。以压痛和肌肉萎缩明显处腧穴为主穴。②腹针疗法：中脘、关元、商曲（双）、滑肉门三角（右）、气穴（双）每周 2 次，每次 20 分钟，关元与气穴用补法，其余用平补平泻。

经过 8 次治疗，于 2017 年 2 月 21 日复诊，左肩部疼痛明显缓解，局部肌肉萎缩改善，左手食指、中指麻木明显减轻。与此同时，指导患者进行上肢的康复锻炼，继续原方案巩固治疗 4 周，疼痛消失，上肢肌力基本恢复正常。

按：本例患者中老年男性，西医诊断为臂丛神经炎，属中医学肩痹中较重一类，因气虚络阻而致筋脉失养。因其病程长，已出现肌肉萎缩，治疗上以腹针疗法益气通络为主，同时配合穴位注射肩部以营养神经，改善局部肌肉的营养状态，以加速其恢复。根据腹针疗法肩痛处方，选择中脘、商曲（健侧）、滑肉门三角为主方，患者夜间疼痛明显，加关元、气穴，肩部疼痛剧烈，加患侧商曲。根据其疼痛及萎缩的部位，主要在手阳明、太阳经的位置，故选相应阳性反应点的腧穴，分为两组，交替进行穴位注射。患者治疗2个月后，左肩部疼痛基本缓解，活动不受限，无明显手指麻木。

以上四则验案俱为肩痹案例，临证应用腹针疗法较多，乃因患者病程较长、病情复杂、经治欠佳，从病因、病程、体质不同角度，对病机的不同认识，把握时机因人而异，应选择最佳治疗方案。

4. 临证体会

肩痹为中医学疾病名称，中医之"痹"，乃闭阻、瘀滞、滞痛之意，其涉病面广，浩瀚庞杂，既概括疾病症状，又提示病理状态，如皮痹、筋痹、肌痹、脉痹、骨痹的病位在肢体经络，归属于"五体痹"，病因病机大抵相同，如面面俱到，恐行文烦冗，难以尽述。故本节以"肩痹"为切入点，以小见大，以点代面，按照疾患发生部位，本病实则属"体痹"范畴，由此及彼，如腰痹、项痹、膝痹等，其诊疗概可按肩痹思路推之，诊疗思路大致如下：①先定病变部位、涉及经络、受累组织，包括西医诊断及经络诊察；后察其病位的深浅，即皮、脉、肉、筋、骨所在层次。②结合病史长短、证候特点及舌脉所见，推敲病机特点。③三因制宜，即因时、因地、因人选择最佳治疗方案。④随证化裁，把握病机变化，调整治疗方案。

对于最佳治疗方案的选择，具体如下：①痹证多位于躯干正中及四肢，故疼痛位于四肢相对应十二正经循行之所，且经脉循行路线上伴压痛、滞涩、凹陷者，首选与异常经络循行部位其相应的腕踝针进针点针刺，并朝向病所行合谷刺，痛可立缓。比如坐骨神经痛患者，如疼痛以膀胱经为主时选下6、下1，如以胆经为主时，选择下5。②当疼痛在颈项及腰部正中、即督脉所行之处时，同样根据结节、压痛或者凹陷者异常出现部位所属经络，采用头针或头部对应腧穴进行治疗，针刺手法多以王居易教授搓针导气法为主。③若患者久病体虚，或经久不治者，可行腹针治疗，根据全息取穴原则，精确定位治疗靶点，根据腧穴原有穴性特点以调经络与脏腑。④根据病情不同，尤以虚实夹杂之时，可多种治法、针法联用，如腕踝针配腹针，头针配腹针等，其中以腕踝针、头针调经络，以腹针调脏腑。亦可用艾灸法、刺络放血、穴位注射等多管齐下。⑤痹证主要以疼痛及活动受限为临床表现，因此临床中所遇患者往往乃是被动体位，因此在临证时应根据具体情况，根据患者所处不同体位，选择最合适患者的针刺方法，多种针法灵活施用。⑥痹证所造成的软组织损伤，相当一部分原因是由患者不良的生活习惯或特殊工作环境所致，因此在疼痛缓解后，还应注意纠正患者生活习惯，例如避免久坐久立等，或注意在特殊工作环境中进行自我保护，减少损伤，同时可进行相对应的功能康复锻炼，可减少疼痛复发概率，巩固临床疗效。

须强调腹针在痹证治疗中之优越性，腹针可快速缓解症状，治疗微痛、疗效稳定、疗程较短、疗效持久。腹针治疗痹证可从以下理论阐述：注意调节脾肾功能。肾主骨生髓，纳气，为先天之本，脾主肌肉，主运化，为后天之本，肾虚则骨不坚易、骨质增生及疏松，脾虚则肌不健而致病，中脘、下脘健脾理气，气海、关元培肾固本补气。二是通过经络，引导调整气血输注病变部位；脐者，肾间之动气，气通百脉，布五脏六腑，内走脏腑经络，使百脉合畅，体现了先天精气的重要性及经络是脏腑输注气血的重要系统。

"慢性疼痛"是指疼痛时间持续 3 个月以上，疼痛频率每周至少 1 次，伴随不愉快的感觉和情绪上的体验，可能伴随有现存的或潜在的组织伤害。慢性疼痛常见的原因有骨关节炎、痛风、头痛、下肢血管病变、骨质疏松症、皮肤病、神经肌肉疾患等。由于患者（尤其是老年患者）往往因多种疾病共存，导致需应用多种药物治疗，而药物相互作用的危险性及用药的复杂性给临床用药造成很大困惑，一方面镇痛药能有效控制疼痛，另一方面又可能导致患者难以忍受的不良反应。针灸作为一种医疗手段，具有良好的兴奋身体机能、提高抗病能力和镇静、镇痛等作用。针灸不仅镇痛疗效显著，并且在治疗中对疾病伴发的情志障碍也有良好的治疗效果，与现代慢性疼痛的新治疗理念一致，所以针对慢性疼痛类疾病，针灸是首选的治疗手段。

针对每一种慢性疼痛类疾病，首先需进行病因病机的辨证与分析，分清其疼痛的性质、病机特点，如：气滞之胀痛、血瘀之刺痛、寒凝之冷痛和血虚之空痛、隐痛等；同时需要结合患者的年龄大小、心理状态及体质的强弱等，制定相应的治疗方案。需要强调的是，在各种慢性疼痛治疗方案中，"调神"是最重要一环，不论其病程的长短、体质的壮盛虚衰、发病的部位在哪，都需要把"调神"作为主要的治疗措施，通过减少患者的紧张、焦虑情绪，来更好地配合治疗。针对年龄较大、体质虚弱或者有恐针心理的患者，宜用腹针疗法、腕踝针疗法等刺激相对小的针法，腹针疗法以调补脾肾为核心，是首选的针法。如疼痛病机确实属于实证，也要在扶助人体正气的基础上进行相应的活血通经祛邪的方法。如患者相对年轻、体质偏实，治疗选择的余地会更大一些，配合不同的针法进行治疗。同时，如果病变时间较长，经脉气血濡养不足，病性属虚者，还可以采用穴位注射的方法，局部注射甲钴胺针剂 0.2 ～ 0.5mg 营养神经，注射后则用艾条局部温灸促进吸收，加强气血运行。

综上所述，对于痹证的治疗，本人始终推崇"不痛而病去"之原则，在长期临证中，特别是对于慢性疼痛患者本就不堪疾患疼痛所扰，若又附加治疗时所生疼痛不啻雪上加霜，病患"守神"不能，苦不堪言，其效难佳，违背《内经》中"凡刺之法，必先本于神"的原则。因此，本人在针法选择上偏爱痛苦较小之针法，如腹针、腕踝针等，可使患者身心放松，精神内守，极大提高了临床疗效。

（六）过敏性鼻炎

过敏性鼻炎是一种变态反应性疾病，其临床表现以反复发作性鼻痒、鼻塞、喷嚏、鼻流清涕为主，属于中医"鼻鼽"范畴。近年来汽车尾气、大气污染等导致空气质量恶化，使其发病率呈逐渐上升趋势。本病临床多用脱敏、免疫、激素等治疗，虽然短期疗效确定，可一旦停药疗效难以维持，且部分药物具有一定的副作用。由于不能彻底改变其变态反应体质，因此易反复发作，迁延难愈，给患者身体、心理、生活各方面造成极大困扰。

1. 病机概说

过敏性鼻炎症状常反复发作，迁延不愈，其病机为本虚标实，尤以本虚为主。其中本虚为肺、脾、肾三脏功能失调，正气虚损，卫表不固，足太阳膀胱经经气不足，卫外失司；标实为外邪侵袭。由于正气不足、卫表不固以致无力抗邪外出，而反复发作，故可采用扶正固卫之法。扶正为补脾、肾之虚损，固卫为固护肺卫之气。调节肺、脾、肾三脏功能使其功能恢复正常，是治疗本病的关键。

根据患者的病机虚实，病势的轻重缓急及临床表现，可将本病分为两型：一为虚多实少型，以正气不足为主，临床表现为恶寒畏风、鼻塞、喷嚏、流涕反复发作，迁延不愈，周身酸痛乏力，舌淡暗，苔白，脉沉；二为实多虚少型，以邪气盛实为主，临床表现为鼻塞、鼻痒、喷嚏、流涕，伴随口干、鼻咽疼痛，舌边尖红，苔白或黄，脉浮数或浮滑。依据分型不同，扶正固卫的具体针灸方法亦有所不同。

2. 诊疗要点

（1）治疗原则：①注重体质辨识，以辨寒热。虽然过敏性鼻炎的病机都是本虚标实，而且遇寒易发，但由于患者体质的不同，其病机也会发生变化。许多平素嗜食肥甘厚味或饮酒抽烟、缺乏运动的病患，体内多有湿食郁热的积滞，即使由于外寒诱发鼻炎，也会跟随内在的邪气，由寒转热。②根据病程长短，以辨虚实。一般来说，病程短者，多属实证，其上焦鼻塞流涕的症状明显，病位也多在肺表；病程久者，多属虚中夹实。而过敏性鼻炎患者的发病往往与过敏原有关，有很强的季节性，也与年龄相关，往往初始时与季节变化相关明显，随着年龄的增长及发病时间的延长，季节相关性有减弱的趋势，门诊这类虚中夹实的患者较多，故而将其分为发作期和缓解期。

（2）治法特色：①腹部腧穴扶正。补虚泻实，是针灸治疗的基本原则。而扶正固卫正是这一理论的具体体现。常用腹部穴位有：引气归元、腹四关、上风湿点。引气归元为扶正的基本处方，可以调顺脾胃升降，增强肺主气、肾纳气之功。鼻为肺之窍，在经络循行上为足阳明胃经所属，而滑肉门穴、外陵穴均为阳明胃经腧穴，此二穴为气机升降的道路，具有调畅经气，使气血精微向全身布散之功。双侧上风湿点（位于滑肉门上 0.5 寸，外 0.5 寸）是腹针疗法中治疗上焦疾病的经验穴。诸穴配合，补益脾肾，脾土充则肺金生，肾气足而肺卫固，共同达到调气扶正的目的。②配灸法拔罐固卫。

患者临床表现为虚多实少时，可选择艾灸风门穴益阳固卫。现代研究认为，艾灸可以通过刺激局部皮肤温热，达到改善循环、促进机体抗体产生、提高机体免疫功能的目的。风门穴为足太阳膀胱经穴，为风邪入侵之藩篱，故此穴是背部最易受邪之门户。艾灸风门穴，可以补益膀胱经阳气，提升患者卫外能力，以此理肺通鼻。临床表现为实多虚少时，可选择拔罐法祛邪固卫，拔罐法可祛邪外出，祛邪而不伤其正。选用腧穴为大椎、肺俞。大椎穴是手足三阳、督脉交会之处，有解表通阳、肃调肺气之功。文献研究表明，大椎穴具有增加肺通气量、提高机体细胞免疫功能、有效防治呼吸系统疾病的作用。肺俞穴是肺脏之气输注于背部的穴位，而肺开窍于鼻。故大椎、肺俞拔罐具有宣肺固卫祛邪、疏通鼻窍的作用。

3. 病案分析

案 1

刘某，女，54 岁，2017 年 2 月 10 日初诊。

主诉：反复鼻塞、喷嚏、流涕 2 个月。2 个月前受凉发作，曾口服中草药缓解，但因家事繁忙，症状反复。就诊时鼻塞，晨起喷嚏不断，流涕明显，恶风，周身乏力，大便不成形，日 1 ～ 2 次，舌淡暗胖大，苔白，脉沉。既往过敏性鼻炎病史 5 年。

辨证：脾肾不足，卫表不固。

治法：补益脾肾，益气固表。

针刺：①艾条悬灸：选穴风门，每次 10 ～ 20 分钟。②腹针：选穴为中脘、下脘、气海、关元、滑肉门、外陵、上风湿点。手法：轻捻转不提插，每次留针 20 分钟。

以上治疗每周 3 次。患者治疗后立即感觉鼻塞缓解，周身轻松，后以腹部针刺巩固治疗 3 周，鼻部症状消除。

按：本例患者反复鼻塞、喷嚏、流涕 2 个月，恶风，周身乏力，大便不成形，且过敏性鼻炎病史多年，四诊合参，属本虚标实、虚多实少型，治疗先以灸法益其卫阳，再以腹部针刺补益脾肾，使气血充盛，扶正气、固卫表。

案 2

杨某，女，50 岁，2016 年 8 月 19 日初诊。

主诉：流涕、鼻塞、喷嚏 2 周。患者既往过敏性鼻炎 10 年病史，每到秋季易发。2 周前（立秋过后）受风后，出现流涕、鼻塞、喷嚏，初起服用孟鲁司特钠可减轻症状，持续服用 1 周后，症状仍无明显缓解。就诊时鼻流清涕，夜间鼻塞，影响睡眠，晨起喷嚏不断，纳眠可，大便溏，日 1 次。舌淡红，边尖红，苔白，脉浮滑。

辨证：风邪侵袭，卫表不固。

治法：疏风解表，扶正固卫。

针刺：①背部拔罐：选穴为大椎、肺俞，每次留罐 5～7 分钟。②腹针：选穴为中脘、下脘、气海、关元、滑肉门、外陵、上风湿点。手法：轻捻转不提插，每次留针 20 分钟。

以上治疗每周 3 次。患者针刺后即感鼻部不适减轻，继续针刺 2 周后症状基本消失，后巩固治疗 3 次。2017 年秋初，患者再次来诊，诉过敏性鼻炎症状较往年明显减轻，要求再次针灸预防治疗。

按：本例患者鼻流清涕，夜间鼻塞，影响睡眠，晨起喷嚏不断，鼻部过敏症状明显，结合其过敏性鼻炎多年病史，四诊合参，属本虚标实、实多虚少型。故先背部拔罐祛邪，再以腹部针刺扶正气，达到祛邪气、扶正气、固卫表之目的。症状消失后继续巩固针刺，以期防治未病。

案 3

谢某，男，42 岁，2018 年 2 月 7 日初诊。

主诉：流涕、鼻塞、喷嚏 2 月余。患者既往有过敏性鼻炎 4～5 年，近 2 个月来鼻塞明显，流涕，左黄右白，右面颊部有压痛，大便可。舌淡红，苔白边有剥，脉沉滑弱。

辨证：肺热内盛，清窍失宣。

治法：清热解毒，宣肺开窍。

方药：金银花 15g，连翘 15g，辛夷 9g，苍耳子 15g，白芷 3g，黄芩 9g，杏仁 10g，牛蒡子 9g，知母 20g，甘草 12g，薄荷 9g，7 剂，水煎服，日 1 剂。

针刺：①大椎、肺俞、肝俞拔罐，灸风门。②体针：百会、神庭、风池、合谷、列缺；腹针：天地针、腹四关、双上风湿点、中脘下（斜刺）。

针后鼻塞较前减轻，左侧通气，右侧仍有堵感，于右侧迎香斜刺向上，加灸局部，鼻塞亦有减轻。

以上针灸治疗每周 2 次，两周后，患者鼻塞感完全消失。随访两个月，亦未再发作。

按：本案患者为中年男性，体质相对较壮实，流连于肺窍的邪气也容易从阳化热，治疗在清热解毒的同时，还需固护本体，标本兼治。腹针疗法中，上风湿点具有清热的作用，与腹四关相配，正可清解肺卫郁热。下脘下两针为鼻的全息位，针刺时需注意针尖斜刺向内上，缓慢进针，并嘱患者抽吸鼻孔，待堵塞的鼻孔通气后留针。

4. 临证体会

尽量找出过敏原，若过敏原不明或不能避开者，根据相应的发病季节随而调之。一般认为尘螨、屋尘、宠物毛皮屑、霉菌、花粉是常见的过敏原，如果能找到明确的过敏原，则应及时躲避。但如果是季节性的花粉等过敏，又无法躲避，则可在发病季节（冬春、秋冬交际）到来之前进行针灸的干预，增加卫气固表的能力，减缓发病。

急性发作严重的患者，应根据体质的不同，采用针药并举的方法快速有效控制症状（如病案 3），体现实者泻之、虚者补之的原则。缓解期根据体质的不同采用不同的针法、灸法。寒湿体质者可做三伏灸等预防性治疗。

在临证中发现，背部有无恶寒是一个判断患者虚实的较为重要的依据。一般来说，有者多为卫气不足，属虚，多用灸法，温阳固表；无者多为肺热，以针刺背俞拔罐，清热宣肺。

注重体质辨识，因人而治。一般来说，气虚阳虚的患者，形体羸弱，面色偏白，发病时以流大量清涕为主，接触冷空气则加重，环境温暖则缓解。气机郁滞的患者平素情绪低落，且病程较长，发作时又可见到头部胀痛，往往是因为病情反复发作得不到良好的控制而情绪焦虑郁闷。还有一些特禀体质的患者，常会伴有湿疹、哮喘等，发作时鼻痒、眼痒等。

临证治疗，多从太阴入手。发作期宣肺降气。缓解期培土生金，提高机体免疫力。"治上焦如羽，非轻不举"，故用药要轻，如麻黄、桂枝、银花、连翘、菊花等，清热药里避免使用黄连、黄柏等苦降厚重之品。

（七）消渴病

中医学中"消渴病"主要对应西医学中"2型糖尿病"这种终身性代谢性疾病，其使人体处于长期高血糖状态，进而损伤大血管和微血管，严重时危及心、肾、目、足、脑、周围神经等，出现各种并发症，成为致残、致死的主要原因之一。随着社会快速发展，人口老龄化进程加速，人类生活方式发生骤变（例如能量摄入增加和运动减少等），使之成为继心脑血管病和肿瘤之后第三位威胁人类生命和健康的非传染性疾病。

1. 病机概说

《古今录验方》曰："渴而饮水多，小便数，无脂似麦片甜者，皆是消渴病也。"据此而论，消渴病即是指以多饮、多尿、多食及消瘦、疲乏为主要特征的综合病证。传统观点认为，其病机以阴虚为本，燥热为标，阴津虚则燥热盛，燥热盛则阴液亏，彼此互为因果。就其病位而论，主要责之肺、脾、肾，故有"三消"之别。

本虚即五脏虚弱是消渴病重要起病因素，其中脾肾两脏功能失调是关键。脾为后天之本，运化水谷精微功能失常，五脏失养，则"善病消瘅"；过食肥甘，脾失健运，则体内痰湿内生，瘀而化热，变生消渴。《素问·奇病论》曰："脾瘅，此肥美之所发也，此人必数食甘美而多肥也，肥者令人内热，甘者令人中满，故其气上溢，转为消渴。"同时，脾失运化，机体水液代谢失常，脾气虚弱，易生痰湿，阻滞气道，也会加重津液运化失常，出现多尿等消渴症状。

肾主藏精、主水、主纳气，为先天之本。《素问·逆调论》说："肾者主藏，主津液。"肾对各脏腑，尤其是肺脾之气运化和输布水液的功能，具有促进和调节作用。肾阳不足，蒸化推动失常，阳不化气，致使水液布散失常，有降无升，入于膀胱，则饮一溲一，患者出现多尿、尿糖等症状。《灵枢·本脏》即有"肾脆则苦病消瘅易伤"之记载。肾藏精，主生殖，房劳过度，恣情纵欲，使肾精亏损，真阴耗竭，燥热内生，终至肾虚肺燥胃热俱现，亦可发为消渴。故中焦运化失衡，下焦气化失司是消渴病发病的重要因素，也提示医者在治疗上要从中焦、下焦出发，依据脾肾同调的思路进行处方施针用药。

2.诊疗要点

（1）治中焦如衡，非平不安：脾胃居于中焦，脾气主升，胃气主降，二者升降相因，互相协调，如衡器之平。要注重调理脾胃气机，使升者自升，降者自降，升降达于平衡。胃热津伤为消渴之本，饮食不节，过食肥甘辛热厚味之品，使脾胃燥热，消食善饥；起居无常，四肢不勤，津液气化输布失常导致肥胖。治疗时首先强调合理膳食、科学运动，在此基础上用药治疗，主张先清脾胃实热，再健脾化湿，使脾困得解，中气得以斡旋，以达到升降平衡的目的。如胃肠有积滞、有湿热者，宜先通腑泻浊、芳香醒脾；而气阴亏虚者，宜益气养阴，先复中焦运化之力。

（2）治下焦如权，非重不沉：肝肾位于下焦，肝藏血，肾藏精，同源互生。"下消"即下焦肝肾功能损伤，中、上焦之燥热下移，燥火损伤肝肾阴液所致；或肺有病，肺金不生肾水，肾水不养肝木，引起下消；或心火亢盛不能下温肾水，肾水气化失常不能上濡心阴，而致心肾不交；或劳累过度损伤肾阴；或肝气不舒，气血瘀滞，情志过激、肝郁化热引起。治疗上要注重肝肾真阴的滋补，同时亦不可忽视下焦气化之功。

（3）主要穴组：腹针治疗以任脉、肾经、胃经组穴作为主要穴组，任脉上以引气归元健脾益肾作为基础方，如属于气机不调、湿浊积滞者，则用梁门、天枢、水道组成胃经三焦组穴；如属于阴津亏虚，津液不足者，则用阴都、肓俞、气穴组成肾经三焦组穴。临证时择病机而调整针灸处方。

3.病案分析

案1

郭某，女，58岁，2018年10月12日初诊。

主诉：发现血糖升高8年余。患者8年前发现血糖升高，外院诊断"2型糖尿病"，曾长期口服二甲双胍、格列喹酮降糖治疗，随机血糖最高为19mmol/L，后加服瑞格列奈1mg日三次控制血糖，并行运动饮食干预，后监测血糖空腹4.6mmol/L，三餐后分别为8.8mmol/L、9.7mmol/L、10.4mmol/L，现为求进一步针灸控制血糖改善症状就诊。刻下症：消瘦，伴口干，腰膝酸软，夜尿频多伴烧灼感，舌暗红干，苔薄少，脉弦细。

辨证：肝肾阴虚。

治法：滋补肝肾。

针刺：中脘、下脘、气海、关元、双侧滑肉门、双侧外陵、双侧气穴。每日针刺1次，每周5次，同时行糖尿病饮食和运动健康宣教，并观察血糖变化情况。

1周后患者血糖逐渐下降，半个月后血糖空腹稳定在5.8mmol/L左右，餐后6.7mmol/L左右。同时患者自述夜尿频及腰酸腿软症状明显好转，治疗期间未发生泌尿系感染。

按：本案为消渴病，属于肝肾阴虚为主之下消。选取中脘、下脘、气海、关元，是从任脉选穴取调补脾肾，开三焦之道；双侧滑肉门、双侧外陵，从阳明经选穴，多气多血，使道中有实。加气穴是从肾经选穴，取下消养血滋阴，补养肝肾。

案 2

张某，男，58岁，2018年7月19日初诊。

主诉：血糖控制不佳伴视物模糊2年余。患者2年前因血糖升高，外院确诊"2型糖尿病"，后因长期血糖控制不佳，视物模糊而诊断为"糖尿病视网膜病变（早期）"，近期糖化血红蛋白8.6%，为求针灸结合治疗就诊。刻下症：口干喜饮，视物模糊，定睛注视时可看清，夜寐不实，大便干。舌红苔薄少，脉细滑寸浮。

辨证：肝肾不足，阴津亏虚。

治法：滋补肝肾，滋阴濡目。

针刺：中脘、下脘、气海、关元、双侧阴都、双侧肓俞、双侧气穴、双侧滑肉门、双侧上风湿点。

治疗过程中继予原西医降糖方案。连续治疗3个月后，患者双目模糊症状明显改善，复查眼底检测未见视网膜病变进一步加重，且糖化血红蛋白降为6.1%。

按：患者因血糖控制欠佳引起视网膜病变，出现轻度视物模糊，目为肝血所注，消渴病下焦阴精受伤，导致肝血不足无力濡养，继而出现视物模糊。故治疗以引气归元调补脾肾为本，加肾经阴都、肓俞、气穴加强滋阴养血之功，同时以双侧滑肉门、双侧上风湿点加强气血上行输布之力。以上标本同治，气血共调，收效颇丰。

案 3

闫某，男，45 岁，2018 年 7 月 1 日初诊。

主诉：多饮多食 10 余年。患者 10 余年前无明显诱因出现多饮多食，外院确诊为"2 型糖尿病"；后口服降糖药（不详）治疗，但未控制饮食，空腹血糖 11mmol/L 左右，餐后 12 ～ 15mmol/L，现为求针灸治疗就诊。刻下症：口干口渴，腹满，腹胀，咯黄痰，大便不通，舌黄干燥，苔厚腻，脉滑。

辨证：痰热中阻。

治法：通腑泻浊，健脾和胃。

针刺：中脘、下脘、气海、关元、双侧肓俞、双侧天枢、双侧大横。

向患者健康宣教，强调糖尿病饮食运动，同时每周 2 次针灸治疗。治疗 5 次后患者腹胀满症状基本缓解，大便较前顺畅，痰量减少，色转白。空腹血糖控制在 7 ～ 9mmol/L，餐后血糖 11mmol/L 左右。后维持治疗 3 月余，随机血糖波动在 7 ～ 9mmol/L。

按：本案患者长期由于饮食控制不佳，导致体内湿浊积滞于中焦，运化失司，升降失常，故上见咳嗽咳痰，下见大便燥结。故治疗当以健运中焦，通腑泻浊为法。天枢穴为大肠之募穴，有通腑降气之功，在腹三焦胃经组穴中具有升降枢机、以降为用的功效，并配合大横、肓俞加强中焦转枢之力。

4. 临证体会

"消渴病"始见于《素问·奇病论》，根据病因病机及症状体征不同，《内经》中还提到了"消瘅""脾消""风消""消中"等其他别名。西医学中 2 型糖尿病因其具有许多和消渴病相类似的典型临床特点而与中医中"消渴病"对应。临床所遇 2 型糖尿病，典型三消证候俱全者并不多见，故临床如何发挥针灸疗效，从以下几个方面谈一点自己的临证体会。

（1）根植病因病机，借助腹针切入：中医学认为消渴的病因病机可概括为阴津亏损、燥热偏胜，其中阴虚为本，燥热为标；其病变脏腑集中在肺、胃、肾，即所谓"三消"，以肾最为关键，从而说明了病变遍及上、中、下三焦，只是其证候偏倚不同，理论上分上、中、下而已，但临床中很难出现单独上、中、下三焦的临床证候，从而揭示了上、中、下三焦是一个气化整体，哪一个气化环节出现异常，都会影响三焦气化功能。而腹针疗法从腧穴全息与八廓分布上，便可清楚分出上、中、下三焦，恰与本病机契合，故提出腹针三焦取穴法，从现有临床疗效观察，日益体现出其可操作性、可行性和有效性。

（2）清辨三消证候，不忘舌脉腹诊：舌质形态、颜色及舌苔的有无，分布、颜色、厚薄、腻腐的程度；切脉时体会其脉位、脉势、脉体不同状态；腹部诊察时所见到的皮温及腹形张力等状态进行综合分析，而判定其在上、中、下三焦中偏于哪一焦，从而制定治疗方案。在临床中发现，临床中肝肾不足与脾胃湿蕴型病患为多。

（3）根据采"象"特点，腹针辨证取穴：消渴病因累及三焦，症状分属三焦，故治疗各有侧重，以中脘、下脘、气海、关元，配合梁门、天枢、水道及阴都、肓俞、气穴组成腹三焦的处方体系。三焦本身为一整体，消渴病临床表现虽然有上、中、下之分，但其病机均与肝肾阴亏相关，而腹针疗法又是以任脉（阴脉之海）为主线，以肾经与胃经为辅助，符合治病求本之原则；加之腹针又有全息上、中、下之位，因此临证仍需要从整体出发，当以阴亏不足为主时，加以肾经之阴都、肓俞、气穴；当气化不足时，加以胃经梁门、天枢、水道为主，增强三焦的气化功能。

（4）坚持三焦思路，临床佐证效果：基于上述临床思路，我们团队2012～2014年在我院住院部开展了"以腹三焦组穴治疗2型糖尿病临床观察"的研究，结果显示在控制血糖、降低糖化血红蛋白水平及减轻患者临床症状上治疗组明显优于对照组。说明用腹三焦理论治疗糖尿病，目的不是治愈糖尿病或者替代降糖药物，而是针对使用降糖药物血糖却控制欠佳的患者，使其血糖水平趋于正常且稳定保持，为糖尿病的治疗提供新的临床思路。

（八）胃痞

胃痞病名首见于《伤寒论》："满而不痛者，此为痞。"但《黄帝内经》早就提出过"痞""痞塞"，《素问·五常政大论》载："备化之纪……其病痞""卑监之纪……其病留满痞塞。"《素问·至真要大论》载："心胃生寒，胸膈不利，心痛痞满。"痞满是指心下痞塞，胀满不舒，触之无形，按之不痛，胸腹间痞闷满胀不舒的一种自觉症状。心下即胃脘部，又可称为胃痞。西医学中的慢性胃炎、功能性消化不良等出现上腹部满闷、饱胀不舒为主要表现时，即属于中医学"痞满"的范畴。

1. 病机概说

痞满的发生与脾胃虚弱、情志不畅、外邪内侵有关，现代生活工作压力大、情绪不佳、饮食不节，经常熬夜又易损伤脾胃，致使脾胃虚弱、气机不畅而形成痞满。痞满病位在胃，与肝脾两脏关系密切，脾胃气机升降失调是发病基础，食积、痰饮、湿热、瘀血为外邪，发为痞满之证，虚实夹杂，病程迁延，缠绵难愈，反复发作。

脾胃为后天之本，人的体质禀受于先天，充养于后天；脾胃功能强则体质强，脾胃虚弱则体质弱。痞满的病机为中焦气机不利，脾胃升降失职，体质强弱是决定痞满发病的先决要素。痞满病位在胃，与肝脾两脏关系密切。当今社会竞争压力增加，生活节奏加快，势必影响肝木之疏泄，气结中焦，湿阻化热，病情复杂难愈。

2. 诊疗要点

（1）临床治疗应以恢复气机和谐有序为本，治宜助脾升运，治胃通降，寒温并用，辛开苦降。胃气不降则生热，脾气不升则生寒，由于饮食所伤、情志因素导致脾胃气机升降失调，湿热瘀滞，无论时间长短，均可出现寒热错杂之证，临床治疗以辛开苦降、行气除满消痞为基本治法，根据寒热虚实分治，各有侧重，对寒热药物的用量进行调整，制其刚而济其勇。治疗痞满的主方为许氏和化汤，其中吴茱萸与黄连 / 胡黄连的寒温配伍，通过吴茱萸辛开散寒，温中和胃，与胡黄连清热通腑相结合来调和脾胃。根据患者脾胃受损的程度，可以配伍黄芪、白术加强中焦运化；还可以配伍厚朴、莱菔子下气消胀。

（2）针灸以腹针疗法为主，方用引气归元、腹四关，加建里、关门健脾和胃，针对大便不通者，还可以配伍天枢。在传统配穴中，可选用足三里配中脘。足三里是足阳明胃经的合穴，"合治内腑"，《医学入门》云："胀满中脘，三里揣。"《圣济总录》云："足三里，土也，足阳明所入也，为合，治胃中寒，心腹胀满。"《针灸集成》云："胀满取足三里泻之。"选取足三里降逆和胃，同时能补益气血，达到标本兼治的目的；中脘为胃募穴，八会穴之腑会，任脉、手太阳与少阳、足阳明之会。《刺灸心法要诀》曰："中脘穴，主治内伤脾胃，心脾痛，疟疾痰晕，痞满翻胃等证。"《普济方》曰："治五脏积聚，穴中脘。"选取中脘穴能调理脾胃，化湿降浊。本穴直接作用于胃脘部，调理胃腑气血的阴阳虚实。两穴相配，凡胃脘病证，不论虚实寒热，均可用之。内关也是常选用的腧穴，内关为八脉交会穴之一，通于阴维脉，主胃、心等疾患，以及因情志失和、气机阻滞有关的脏腑疾病。《百证赋》曰："建里内关扫尽胸中之苦闷。"《针经指南》曰："内关二穴，主治二十五证：中满不快心胃……心胸痞满肝胃。"

3. 病案分析

案1

刘某，女，63岁，2018年11月14日初诊。

主诉：胃脘胀满1月余。患者1个月前因琐事烦扰而自生闷气，继而出现胃脘胀满，时有呃逆，不欲饮食，情绪低落时上述症状加重，大便每日一行，睡眠欠佳，舌淡暗，苔白，脉沉弦弱。

辨证：肝胃不和。

治法：调肝和胃。

方药：生黄芪30g，肉苁蓉30g，桂枝12g，甘草12g，炒麦芽30g，鸡内金9g，干姜6g，莱菔子10g，胡黄连3g，厚朴10g，7剂，水煎服，日1剂。

针刺：①体针：百会、神庭、承浆、风池安神定志；内关、公孙、内庭理气和胃降逆。②腹针：以引气归元调肝补脾益肾，关门、建里健脾和胃，关门、天枢、水道通调三焦以通腑行气；肓俞、大横居中斡旋中焦，燥湿健脾；并配合膈俞、肝俞、胃俞拔罐。

2018年11月21日二诊：针药后胃脘胀满减轻，大便每日5～6次，痛则泻，睡眠改善。舌淡暗，苔白，脉沉弦（右寸左关）。辨证立法同前。针灸：方案同前，公孙加温针灸以温中健脾。

2018年11月28日三诊：症状较前进一步改善，胃脘胀满，呃逆减轻，睡眠改善，多梦，大便每日3～4次，舌淡红，苔白黄而干腻，脉沉滑（左关）。辨证治法如前。

方药：藿香15g，半夏12g，胡黄连2g，莱菔子10g，鸡内金9g，干姜9g，厚朴10g，炒麦芽30g，肉苁蓉30g，黄芪30g，7剂，水煎服，日1剂。

针刺：①体针：百会、神庭、风池安神定志，内关、太冲疏肝和胃。②腹针：以引气归元健脾益肾，腹三焦通调脏腑，肓俞、大横斡旋中焦气机。

患者间断治疗近1个月，胃脘部症状基本消失，随访3个月未再发作。

按：患者有明显的气郁史，很容易辨证为肝郁气滞，木旺乘土。但从舌脉而言，却不仅仅是气郁的问题。其脉虽沉弦，却并见弱象，倘若单是气郁之脉，不应呈现弱象。故同样是木乘土位，在本案中土气已虚，宜先健固中焦，使气机运化有源。故方药以许氏和化汤为主化裁，加鸡内金、麦芽以助消导，厚朴顺气下行，以助气机。治疗脾胃疾病常以腹部腧穴尤其是胃脘部附近的腧穴搭配腹针，如上脘、中脘、建里、下脘、梁门、关门等，其中梁门、关门穴可与天枢、水道共同组成阳明三焦穴位组，达到疏通三焦气机的作用。经治疗后，患者症状即有改善。服药后，患者大便次数增多，与方中胡黄连通腑泻浊有关，属于正常的服药反应。首方中胡黄连用量仅3g，但患者大便日行5～6次，也提示其中焦虚弱不耐攻伐，故在二诊中加公孙温针灸以助脾阳。三诊时，胃脘症状已明显改善，但舌见干腻，脉沉滑，此胃中浊气有化热化燥之趋势，极易形成痰浊而成迁延之势，故加藿香、半夏芳香燥湿化痰，截断疾病发展的趋势。针灸继续斡旋气机，和调中焦为主。守方治疗近1月而收功。

案2

张某，男，54岁。2018年12月5日初诊。

主诉：胃脘胀满而痛2～3个月。患者2～3个月前饮酒后出现胃脘胀满而痛，以食后为著，可连及胸膈，怕凉，喜暖，大便不成形，每日一行，睡眠欠佳，入睡困难，早醒，再入睡困难，与天气及情绪相关。胃镜（2018年9月7日）示：萎缩性胃炎。因工作关系，精神压力较大。舌淡红、略有齿痕，苔白薄腻，脉弦细。

辨证：心脾两虚，气机失司。

治法：健脾养心，调理气机。

方药：藿香15g，半夏12g，吴茱萸9g，莱菔子10g，胡黄连2g，生黄芪30g，干姜9g，肉苁蓉30g，7剂，水煎服，日1剂。

针刺：①体针：百会、神庭、胃区、风池安神定志散风；合谷、太冲、内庭和胃降逆止痛。②腹针：以引气归元、腹四关健脾益气，通行气血，配建里、关门理气健脾和胃，肓俞、大横斡旋气机。

2018年12月10日二诊：胃脘胀满疼痛明显减轻，睡眠早醒，大便成形，肠鸣减轻，四肢时凉，后背及前胸时痛。舌淡红，苔白水滑，脉滑。证属脾胃失和，治以健脾和胃。

方药：生黄芪30g，桂枝12g，甘草12g，干姜9g，肉苁蓉30g，诃子9g，炒麦芽30g，莱菔子10g，巴戟天6g，7剂，水煎服，日1剂。

针刺：①体针：百会、神庭、胃区、合谷、三阴交、太冲、膻中。②腹针：引气归元、腹四关、上脘、建里、梁门、肓俞、大横。

治疗5次后，胃脘部症状基本消失，未再来复诊。

按：患者有明显的饮食不洁史，酒食伤脾，失于运化，痰浊内生，困乏脾土。抓住这个病机特点，再结合症状与舌脉，不难判断出本案患者病机为脾虚湿阻，气机升降失司。临床上对"胃脘畏寒喜暖"的症状往往容易辨为脾阳虚弱，阳虚失于温煦。但结合患者的饮食不洁史，不能忽略由于脾湿困郁，阳气失布导致胃脘畏寒喜暖。辨别两者的关键点在于大便，单纯脾阳亏虚，大便的性状多为清谷下利，一日数行，一般大便无腥臭，便后爽快无后重感。而脾湿下利虽可日行数次，但大便多臭秽，尤其是湿郁化热化燥时，并多伴黏腻不爽。在治疗上，针对脾虚与夹湿，也应先后主次之分，一般先化湿后健脾。本案方药治疗仍以许氏和化汤为主，加藿香芳香化浊，醒脾开胃。针灸治疗则重在恢复中焦气机运转。二诊时，患者胃脘部症状即有改善，湿浊渐化，舌苔呈水滑之象，是脾虚无力运化之明证，故方中加诃子、巴戟天温补脾肾以助气运。腹针在调补脾肾上有很大的作用，对湿邪困脾的病机还需仔细分辨：以湿阻引起的气机郁滞为主，如腹胀、呃逆、纳差等，多用三焦取穴法（梁门/关门、天枢、水道）；以水湿为主，如舌苔滑腻、大便溏泄，则取大横以加强健脾运湿。

4. 临证体会

慢性胃炎、胃食管返流、消化道溃疡等这一类疾病在临床上都属于慢性病，病程长，正如许老所言，脾胃天天用，一天也不能歇，治疗周期长，短时间内很难痊愈，因此无论是针灸还是汤药，能否很好坚持治疗，对患者来说也是一个考验。所以需要对患者做好解释工作，帮他们树立治疗的信心。

虽然胃痞以胃脘痞塞满闷为主要症状，有虚实寒热的相关证候的辨识，但不可忽视大便情况、腹部诊察及舌脉在辨证分析中的重要意义。首先，大便的干稀、频次、色质，有无异常臭秽等，都能提示是因虚致痞还是因实致痞；由于临床采用腹针较多，因而也就更加关注腹部的张力、温度的变化及有无压痛点等，再结合舌脉进行综合分析，特别是当临床出现虚实夹杂、寒热错杂并见时，需要不断调整补虚祛实的力量配比。

此类消化系统疾病与日常饮食、工作生活环境、情绪波动等都有密切关系。所以当病情出现反复时，需仔细追溯病史，认真分析，弄清楚是治疗方案的问题，还是患者日常生活中的诱发因素，如饮酒、饮浓茶等，以便调整用针用药。

根据不同患者群选择用针用药。有部分患者常年服用中药，效果不稳定，或厌倦了天天服用中药，可单用针灸治疗。从一周两次，逐渐过渡到一周一次。由于饮食因素突发症状加重者，最好采用针药并用。后期的调养，可根据患者的具体情况用针还是用药。通利降气用药为佳，调气补气用针为佳。

（九）原发性痛经

痛经是指妇女正值经期或经行前后出现周期性下腹疼痛，或伴有腰骶酸痛，可影响人的正常工作、生活、学习。痛经分为原发性和继发性，本节主要讨论原发性痛经。原发性痛经（primary dysmenorrhea，PD）是指在生殖器官没有发生器质性病变的前提下，女子行经前或行经时出现下腹部疼痛、坠胀，伴腰酸或其他不适的疾病。西医学治疗上主要采用非甾体类药物、前列腺素拮抗剂药物及解痉药物等，诸多研究提示疗效难以持久。

1. 病机概说

中医学认为，"痛经"病位在胞宫，主要与肝、脾、肾三脏密切相关；在经络理论中主要与奇经八脉中的冲任二脉有关，故以冲任气血失调为痛经主要病机。痛经病机为"不通则痛"或"不荣则痛"，虽分虚实两端，但临床表现纯实之证较少，大多为本虚标实或虚实夹杂。因此，原发性痛经多见于年轻未婚女性，因先天肾气不充，后天失养，易感受外邪而发病。病机为本虚标实，以脾肾气虚为本，故治"痛"注重审证求因，标本兼顾。

2. 诊疗要点

冲、任二脉均循行于腹部，冲脉在腹部循行与肾经相伴，任脉诸多腧穴与胞宫关系密任。治疗原发性痛经发作期，以腹针疗法为主理脾胃，扶正气，调冲任；配合温和灸十七椎，加强温散寒之功。一般经前或经期腹痛者，通常在月经来潮前一周进行治疗，单纯以腹针疗法为主，见经不痛者即停针；见经仍痛者，在腹针疗法基础上，配合温和灸，温经散寒，助固正气。

（1）腹针疗法选穴特点。腹针标准化处方为：引气归元、腹四关、气穴、下风湿点。引气归元理脾胃、补肝肾、调冲任；腹四关输布气血精微；气穴位足少阴肾经腧穴，《会元针灸学》记载："气穴者，百脉之精华朝于阴而化气，结精之穴，故名气穴。"该穴具有益肾气、暖胞宫作用；下风湿点为腹针疗法的经验穴，定位在外陵穴外 0.5 寸、下 0.5 寸处（气海穴旁开 2.5寸），具有消肿止痛等作用，且下风湿点在腹部全息理论中对应的是子宫、卵巢的位置，可以调理相应病症。

（2）温和灸十七椎。十七椎属经外奇穴，位于督脉，具体位置在第 5腰椎棘突下凹陷处。此穴名首见于《千金翼方·二十四针灸章》，"灸转胞法……第十七椎，灸五十壮"。《针灸孔穴及其疗法便览》也记载："十七椎穴下，奇穴。第十七椎穴下陷中，针三至五分，灸三至七壮。主治转胞，腰痛。"本穴可根据近治作用原理，治疗其所在位置附近器官的疾病，即"腧穴所在，主治所及"，如痛经、腰骶痛、月经不调、崩漏、遗尿等；针灸本穴还有"从阳引阴，阴病治阳"之意。根据现代解剖学分析，第 5 腰椎棘突下浅层有第5腰神经后支的皮支与其他神经形成盆丛，组成子宫阴道丛等次级丛，从而可以调整控制子宫平滑肌，刺激十七椎可有效调节并缓解子宫痉挛性收缩。

3. 病案分析

案 1

张某，女，20岁，2016年1月10日初诊。

主诉：反复小腹痛5年，加重1天。5年前月经来潮后出现小腹痛，痛及腰骶，曾口服布洛芬缓释胶囊止痛，但此后每月月经来潮时发作，持续1～2天。就诊时患者小腹隐痛，痛及腰骶，畏寒，无明显汗出，面色苍白，周身乏力，不能上学，大便不成形，日1～2次，舌淡暗胖大，苔白，脉沉。

辨证：脾肾不足，冲任失调。

治法：补益脾肾，调理冲任。

针刺：①艾条悬灸：选穴十七椎，每次10～20分钟。②腹针：选穴为中脘、下脘、气海、关元、滑肉门、外陵、下风湿点。手法：轻捻转不提插，每次留针20分钟。

治疗后小腹疼痛立即缓解。此后连续3个月，每于月经来潮前1周行针灸治疗。治疗期间患者未再发生痛经。随访3个月，患者月经来潮时，小腹仅有轻度疼痛，可以正常上学。

按：本例为原发性痛经患者，反复小腹痛，痛及腰骶，畏寒，无明显汗出，面色苍白，周身乏力，影响上学，四诊合参，属本虚标实、虚多实少型，治疗先以灸法温经通络，从阳引阴，治疗阴病；再以腹部针刺补益脾肾，使气血充盛，扶正气、祛寒邪。

案 2

吴某，女，18岁，2018年8月10日初诊。

主诉：反复少腹胀痛3年，加重1天。3年前因经前气郁后出现月经来潮时少腹胀痛，连及腰骶，需口服布洛芬缓释胶囊止痛，此后每月月经来潮发作，持续1～2天，有血块排出，痛减。刻下症：乳房及少腹胀痛，连及腰骶，影响上学，月经量正常，有血块，平素脾气急，面部痤疮，有脓点，纳可，二便尚调，舌尖红、有瘀点，苔白，脉弦滑。

辨证：肝郁气滞，冲任失调。

治法：疏肝理气，调理冲任。

针刺：①腹针：选穴为中脘、下脘、气海、关元、滑肉门、外陵、下风湿点、右侧大横。手法：轻捻转不提插，每次留针20分钟。患者治疗后小腹疼痛立即缓解。②面部痤疮火针点刺，排脓。

嘱患者连续治疗3个月经周期，每次月经来潮前1周治疗。治疗期间，患者未再发生痛经。随访3个月，患者月经来潮时，小腹仅有轻度疼痛，可以正常上学。面部痤疮未再发作。

按：本例为原发性痛经患者，反复小腹胀痛，痛及腰骶，脾气急，面部痤疮，此为肝郁化火，郁而不扬，经欲行而肝不应，怫抑其气而生痛，而生疮，以实证为主。治疗先腹针疗法疏肝健脾理气，再以火针疗法祛痘排脓。后持续使用腹针疗法3个月经周期，巩固疗效。痛经缓解的同时，面部痤疮也未再发。

案3

陆某，女，22岁，2019年11月10日就诊。

主诉：反复小腹痛3年，加重1天。3年前因学业较多，行经期间出现小腹痛，痛及腰骶，伴头痛，口服布洛芬缓释胶囊止痛有效，但此后每月月经来潮发作，伴随头痛，持续1～2天。刻下症：小腹痛，痛及腰骶，月经色暗红，有血块，乳房胀痛，伴头痛，以颞部明显，纳可，二便尚调，舌尖红，苔白腻，脉弦滑。

辨证：气滞血瘀，冲任失调。

治法：理气活血，调理冲任。

针刺：①头部腧穴：诊察患者颞部少阳经脉，在率谷附近查到条索状结节，定位后进行针刺，用泻法，患者头痛当下缓解。②腹针：选穴为中脘、下脘、气海、关元、滑肉门、外陵、下风湿点、右侧大横。手法：轻捻转不提插，每次留针20分钟。患者治疗后小腹疼痛立即缓解。嘱患者连续治疗3个月经周期，每次月经来潮前1周治疗。

按：本例为原发性痛经患者，反复小腹痛，痛及腰骶，月经色暗红，有血块，乳房胀痛，伴头痛，以实证为主，治疗先以头部腧穴缓解头痛，再以腹针疗法理气活血化瘀。后持续使用腹针疗法3个月经周期，巩固疗效。

4. 临证体会

鉴别原发性痛经与继发性痛经是临床诊治的要点，特别是子宫腺肌病引起的继发性痛经，往往容易与原发性痛经混淆。子宫腺肌病引起痛经的特点是痛经呈进行性加重、月经异常（过多、经期延长、不规则出血）、行经腹痛（常位于小腹正中）及经后疼痛加重，此时进行 B 超检查若发现子宫增大、肌层增厚，以及子宫内膜组织经病理学检查更有助于确诊。继发性的痛经经过治疗后当时即可止痛，但是由于原发病灶的存在，持续时间不长，复发的可能性大，此时一定要查明病因，以治疗原发病为主。

掌握针刺介入的时间。不论其病机是气滞，还是先天因素肾虚，还是寒凝，不论是经前痛、经间痛，还是经后痛，均以经前一周介入为最佳。一般来说，治疗三个周期，就可收到效果。

腹部触诊及疼痛性质与部位是辨证的关键点。如气滞者多见小腹或脐周胀满、按之疼痛；如小腹柔软、按之隐隐作痛，多为气血不足；如小腹皮温下降，且疼痛遇寒加重、得温则减，则多为阳虚寒凝；如小腹按之有包块，压之疼痛，则多为血瘀。临证时遇到虚实夹杂之证，先补其虚，再泻其实，多以灸十七椎，温通胞宫为主。

选择适当的针具。临床上一般选用 0.18mm×25mm（体形偏瘦者）、0.18mm ×40mm（体形偏胖者）规格的毫针，因为直径 0.18mm 的针具疼痛刺激小，能够消除患者的恐惧心理，患者依从性高。本病的病机为虚实夹杂，以虚为主，所以选用相对细的 0.18mm 针具，目的在于以调补为先。细针更容易感知针下的抵触感，使之气至病所。

不可忽视女性生理期的健康保健。如保持外阴清洁，注意保暖，不宜食寒凉食物，不宜参加剧烈的劳动或运动，补充营养，保证充足的睡眠等。

（十）湿疹

湿疹（湿疮）是一种由多种内外因素所引起的具有渗出倾向的皮肤炎症性疾病。以多形性皮损、对称分布、有渗出倾向、自觉瘙痒、反复发作、易成慢性为临床特征。可发生于任何年龄、性别和季节，而以先天禀赋不耐者为多。

1. 病机概说

湿疹的发生主要是由于脾虚湿蕴，久之则痰瘀互结，顽固难愈。其发病机制是风湿热邪客于肌肤，浸淫肌肤，脾虚运化无力，致水湿代谢异常；邪气客于肌表，营卫不和，卫表不固，致营血不循常道，溢于脉外，结于肌肤，而发为湿疮。《素问·经脉别论》云："饮入于胃，游溢精气，上输于脾，脾气散精，上归于肺。"肺主皮毛，脾中的湿邪或者寒邪跟随脾气上升到肺，再通过肺到皮毛，这就是常说的"邪走皮肤"，也说明了脾胃与皮肤病的发生有密切的关系。脾为后天之本，主运化水湿和水谷，若脾气不足，则水湿失运，脉道失充；水湿失运，则气之运行受阻；脉道失充，而血之运行涩滞。气行则血行，气血之阻滞互相影响，日久则肌肉皮肤中湿热壅滞，络脉涩滞成瘀，痰湿蕴结不化而发为慢性湿疹。故脾虚失其健运是根本，水湿代谢异常，痰湿内生，痰性黏腻，不易祛除，痰浊在肌表留伏遏阻，局部营卫气血运行受阻，兼夹瘀血，导致病情迁延日久，反复发作。

2. 诊疗要点

治疗湿疹首先要辨析湿疹的分期，湿疹分为三期：急性期、亚急性期、慢性期。分期不同，诊疗思路与方法也不同。

急性期：往往急性起病，进展较快，皮损多表现为红斑基础上密集的粟粒大小丘疹、丘疱疹和水疱，常有点状或小片状糜烂面，伴有明显渗出及结痂，瘙痒多剧烈。舌多见边尖红，脉偏浮或寸浮。这是湿邪郁闭于肌表，已经化热生风但还未化热成毒、入血，病位在表在上焦，病性属实，要抓住"急性起病或初起""密集的水疱""剧烈的瘙痒"这几个特点，治疗方法以宣达上焦，疏开郁闭为主。方药可予三仁汤、甘露消毒丹这一类清热利湿、芳化开郁的方剂。针灸治疗可以梅花针点刺患处，再予拔罐，留罐5分钟。水疱被点刺破溃后可能有少量出血，擦拭消毒后即可。

亚急性期：由急性期发展而来，皮损基底部由鲜红色转变为暗红色，可有轻度的皮肤增厚，皮疹不以水疱为主，多为结痂的小丘疹及搔抓后的鳞屑，有的患者可出现局部糜烂。瘙痒依然明显，尤以晚间为重。此期病机为湿邪郁闭在表，逐渐化热入血、血燥生风，有些可能溃酿成毒，病位由表入里，病性可虚实并存。所以在治疗时，不能只把着眼点放在湿邪上，还要关注中焦运化的能力、湿热入血的程度及生风、成毒的情况。此期需抓住这几个点：颜色暗红、结痂、鳞屑，舌多红，苔黄而腻，脉多滑。方药可用苍术、黄柏、茯苓、薏苡仁、苦参、白鲜皮、海桐皮、土槿皮、蒲公英、赤芍、地肤子等，其中二妙散清热燥湿为君，配以茯苓、薏苡仁淡渗利湿，苦参、白鲜皮燥湿止痒，蒲公英、赤芍清热凉血解毒。针灸治疗可于大椎、肺俞、膈俞点刺放血以清热活血，同时配合腹针疗法，取引气归原、腹四关、双侧上风湿点、天地针对刺，体针配合尺泽、曲池、血海、三阴交。局部使用扬刺法，各针均为浅刺。

慢性期：本期病位转为中下二焦，病性虚实夹杂，以阴虚血热、血燥为主。患部皮肤肥厚，可有浸润或苔藓样变，皮损多呈暗红色或灰褐色，局部干燥、粗糙、鳞屑，可伴有色素沉着或色素减退等，常伴有不同程度的瘙痒。此期的特点主要是患处皮肤干燥、脱屑、皮肤肥厚、色素沉着，舌多暗红，苔可黄腻，亦可少苔而干，脉多滑而细、沉。治疗上以滋阴养血、清热润燥为主，不可再滥用风药。方药可选用清营汤、犀角地黄汤（水牛角代犀角），酌加丹参、苦参、地肤子、银柴胡等。湿疹能够迁延至慢性，也提示正气不足，无力御邪，往往和患者中焦虚弱、运化无力、气血生化不足有关，所以在治疗时要兼顾中焦的运化。针灸治疗亦可参照亚急性期的治法，但放血的频次要减少。取穴以引气归元、腹四关、双气穴为主，配合血海、阴陵泉、三阴交。

在临床实际诊疗过程中，有些患者的湿疹往往多期并存，比如有些慢些湿疹的患者还会有散在新发的皮损。

3. 病案分析

案 1

蒋某，女，42岁，2017年11月8日初诊。

主诉：全身多发皮疹瘙痒1月余。患者1个月前入秋后无明显诱因出现周身多发皮疹，分布于胁下、腹部、腹股沟、双下肢内侧、肘膝关节等处，成点片状，高出皮面，疹色及基底部皮肤红，瘙痒，搔抓后破溃结痂，大部分皮疹局部干燥有皮屑，大便可，眠欠佳。舌淡红，苔白，脉沉滑。

辨证：血虚血燥，风湿袭肤。

治法：养血清热，祛风祛湿。

方药：当归15g，赤芍15g，防风12g，桃仁12g，杏仁12g，连翘15g，蒲公英30g，地肤子20g，六一散10g，生薏仁20g，银柴胡12g，7剂，水煎服，日1剂。

针刺：①膈俞、风门、肺俞点刺拔罐。②腹针：引气归元、腹四关、下脘下，其中腹四关各斜刺1针向外。③体针：尺泽、血海、阴陵泉、丰隆、三阴交、丘墟。针灸治疗5次。

11月29日二诊：未再出现新发皮疹，皮疹颜色变暗，局部有色素沉着，瘙痒较前减轻，肘膝关节处仍时有痒，大便先硬后稀。舌暗红，苔白，脉沉滑。证属血虚血燥，治以养血活血。针刺：①体针：尺泽、血海、阴陵泉、三阴交、丘墟。②腹针：引气归元、腹四关、商曲、气穴、双上风湿点。

12月13日三诊：针药后症状减轻，近日来痒时发作，但无皮疹。舌淡暗，苔白水滑，脉沉滑。辨证立法同前。方药：干姜9g，生黄芪30g，肉苁蓉30g，桂枝12g，甘草12g，诃子9g，补骨脂15g，巴戟天12g，14剂。针灸：引气归元、下脘下、滑肉门、双上风湿点，中脘斜刺向下，内关、合谷、太冲。

12月27日来诊诉，湿疹未再发作。

案2

郑某，女，46岁，2020年11月26日初诊。

主诉：突发肘关节和膝关节褶皱处疱疹瘙痒5天。患者5天前食用海鲜后出现肘、膝关节皮肤褶皱处瘙痒，色红发热，后起小疱疹，夜间瘙痒明显。纳可，眠尚可，大便不成形。查体：双侧肘关节内侧可见皮肤色红、肿，有小水疱，簇状分布，膝关节后腘窝处可见片状红斑、小丘疹，有抓痕，皮肤有破溃，触及皮温较正常略偏高。舌尖红体胖，苔白腻，脉沉滑数。

辨证：心火内盛，湿热内蕴。

治法：清热泻火，祛湿止痒。

方药：连翘15g，金银花12g，败酱草15g，蒲公英30g，生石膏30g，茯苓 30g，苦参 30g，白术 20g，黄柏 9g，瓜蒌 30g，7 剂，口服，日 1 剂。

放血拔罐：肘、膝关节处放血拔罐，加大椎、膈俞放血拔罐。

针刺：神庭、风池、引气归元、肓俞、梁门、滑肉门、外陵、大横、曲池、血海、足三里、阴陵泉、三阴交、内庭。

12 月 3 日二诊：治疗后患者症状略有改善，红肿有减轻，痒较前有改善，但又吃了一次海鲜后症状有反复，关节处可见皮肤色红略肿，有疱疹，皮肤有抓痕，舌红苔白。效不更方，继上方继续口服 7 天，继续拔罐放血，针灸取穴同前。

12 月 10 日三诊：患者自觉瘙痒明显减轻，肘、膝关节处皮肤色淡暗，有沉着，皮肤较前愈合，仍有小面积皮肤瘙痒，抓挠后起疱疹，继续拔罐放血治疗，配合腹针取穴同前。中药继上方继续口服 7 天。

2021 年 1 月 14 日四诊：肘、膝窝处瘙痒明显缓解，偶有瘙痒，抓挠后起红斑，但面积明显变小，有水疱，抓后破溃。近日出现乳房下皮肤瘙痒，皮色暗，粗糙，遇热痒加重。方以苓桂术甘汤健脾化湿，清热止痒，具体方药如下：茯苓 30g，桂枝 12g，生甘草 12g，生白术 20g，苦参 30g，瓜蒌 30g，黄柏 9g，胡黄连 3g，蒲公英 30g，海桐皮 30g。

治疗继续拔罐放血，腹针治疗，针灸处方：神庭、百会、引气归元、梁门、腹四关、肓俞、大横、曲池、合谷、血海、足三里、丰隆、太冲。局部皮肤扬刺。

继续治疗 5 次后，患者湿疹较前明显好转，偶有瘙痒，但无新发皮疹。嘱其少食肥甘海鲜，多食蔬菜，多运动，避免湿疹再次发作。

按：该患素有脾胃虚弱，体胖痰湿内盛，加之食海鲜发物，使湿热内蕴，化火生风，风挟湿热上客于肌肤，局部脉络受阻致肘窝、膝腘窝出现皮肤发红斑、起丘疹水疱、瘙痒，抓挠后反复发作，日久不愈则局部皮肤色暗、变厚、粗糙。发病初期根据患者体征和病史，辨证为心火内盛，湿热内蕴，治疗用清热泻火、祛湿止痒的中药方治疗，配合拔罐放血以清热泻火散毒，改善局部经络气血，结合腹针整体气血调节，症状得以控制。患者症状反复，上焦发病，和素体脾虚湿盛有关，加之饮食不节，上焦如雾，湿热上行化饮流滞肌肤，应化饮祛湿为主，故改方为苓桂术甘汤以温阳化气，健脾祛湿，针灸治疗加上风湿点、丰隆、局部围刺等穴位以加强疏通上焦水道，以清热泻火、祛湿化痰。

4. 临证体会

（1）准确辨证：不同的分期、不同的证型，由于病位不同，内在的病机也各异，治疗原则与方法有明显的差别。总的来说，初期宜宣宜透、亚急性期宜清宜泻、慢性期宜养宜润。

（2）时刻关注中焦运化：湿疹的产生及缠绵不愈，与中焦运化能力下降、湿浊困滞、气血生化失常、无力驱邪外出有关。湿疹间断反复发作，不发作则如常人，一般多属脾虚夹湿，湿偏甚；如湿疹迁延日久，频繁有新发皮疹，多属湿郁于内，湿热并重；如慢性湿疹，皮肤增厚，迁延日久难愈，多属阴虚血燥。

（3）瘙痒是治疗的重点：瘙痒是湿疹最突出的症状，也是治疗的重点。痒症多属于"风"，《素问》云："风邪客于肌中，则肌虚，真气发散，又夹寒博皮肤，外发腠理，开毫毛，淫气妄行，则为痒也。"湿疹的"风"又根源在血，血虚、血燥、血热均可以生"风"。《内经》云："诸痛痒疮，皆属于心。"又云："心者，君主之官，神明出焉。"若瘙痒重影响睡眠，治疗则需内外兼顾，使用石决明、珍珠母重镇息风、宁心安神以助睡眠，同时可配蝉衣疏风止痒。病程较长，风湿热邪留滞于体内，郁久化火伤阴，耗阴伤血，生风化燥，肌肤瘙痒，夜间属阴，阴伤加重，所以夜间瘙痒更甚，可加用地骨皮、白薇等滋阴清热凉血之品，可采用大椎、背俞穴拔罐放血的方法帮助清营泻热。

（4）局部扬刺法：扬刺法是一种简便易廉的针刺方法，扬刺法源于《灵枢·官针》："扬刺者，正内一，旁内四而浮之，以治寒气之博大者也。"扬刺属浅刺法、多针刺法，刺激量较大，不同于传统常规针刺法。传统常规针刺法刺"点"，而扬刺是多针联刺，是刺"面"，增大了针刺范围。湿疹的发病多以片状分布呈现，尤其适用扬刺法，它能激发人体阳气，促进经气运行，祛湿通络，活血化瘀，温通经脉。

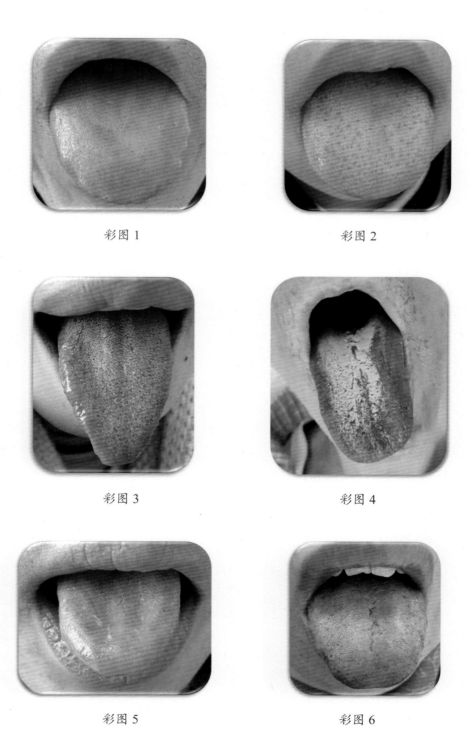

彩图 1

彩图 2

彩图 3

彩图 4

彩图 5

彩图 6

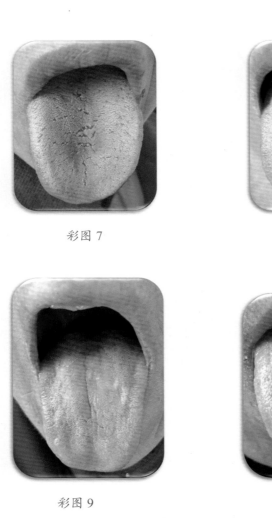

彩图 7

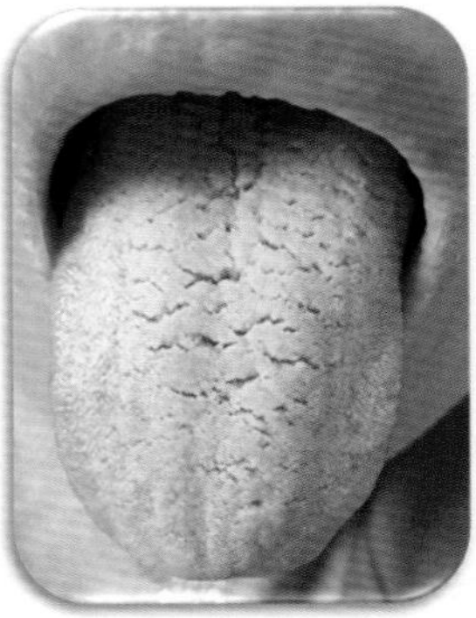

彩图 8

彩图 9

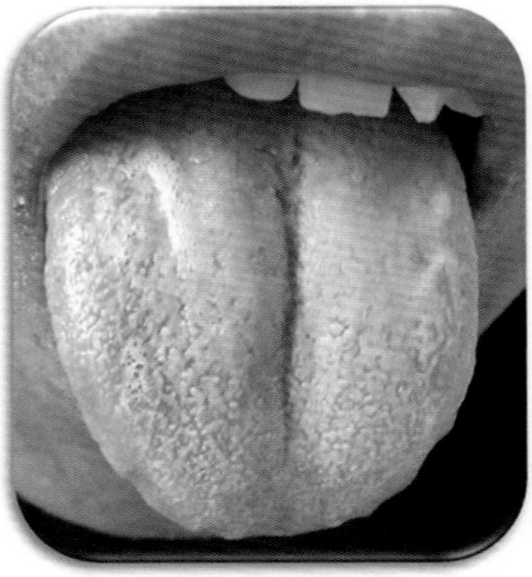

彩图 10

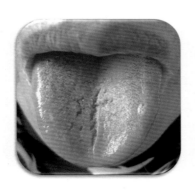

彩图 11

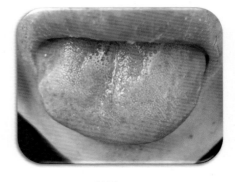

彩图 12

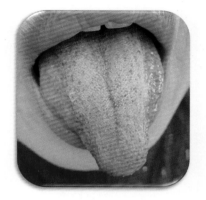
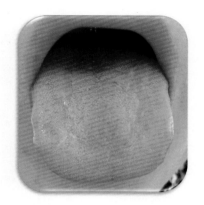

彩图 13　　　　　　　　　　　彩图 14

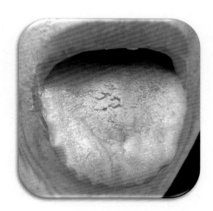

彩图 15

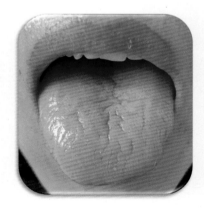
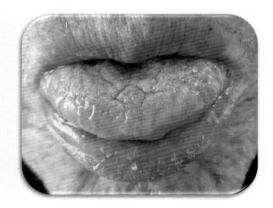

彩图 16　　　　　　　　　　　彩图 17

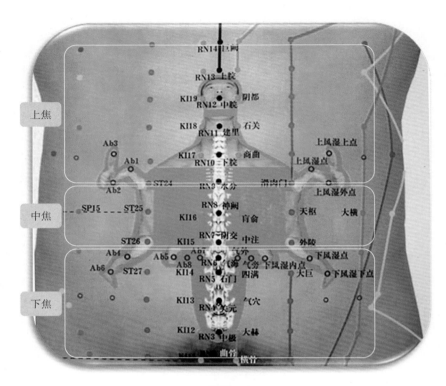

彩图 18

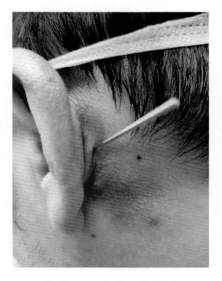

彩图 19　宫墙穴针刺图